医者が飲まない薬

誰も言えなかった「真実」

鳥集徹 編著

宝島社新書

はじめに

「マスクの着用率が高いおかげで、日本はコロナ感染者が少ない」

「国民の7～8割がワクチンを接種すれば、コロナは収束する」

「ワクチンのおかげでコロナの重症化が防げている」


これらはすべて「専門家」と自称する医師や医学者たちが言ってきたことだ。しかし、今や間違いであるか、あるいは疑わしいことが明白だ。

欧米諸国がマスク義務化を軒並み解除する中、日本では今も大半の人がマスク着用を続けている。だが、第7波（2022年7月～9月末）になって、日本は世界最多の陽性者数を記録した。

新型コロナワクチンを国民の約8割が2回以上、約7割が3回以上接種したにもかかわらず、コロナが収束する兆しはまったく見えない。それどころか、重症化予防効果があるなら減るはずの一日あたりのコロナ感染死も、第8波（2022年11月〜23年2月）になって過去最多となった。

さらには、不可解なことに、新型コロナワクチン接種が始まった2021年は前年比でおよそ6万7000人、2022年は11月までですでに前年比で10万人以上も死者が急増している。つまり、マスクやワクチンなどの対策を続けているにもかかわらず、人の命を救えていないどころか死者を増やす結果になっているのだ。

そして、厚生労働省には、新型コロナワクチン接種後の死亡が計1966件、接種後重篤が計8333件（医療機関からの報告）も報告されている（2022年12月18日報告分まで）。報告が上がっている症例は氷山の一角だろう。従来のワクチンと比べても異常に多い数となっているが、政府はいまだに健康被害を認めないどころか、型遅れのオミクロン株対応型のワクチン接種を国民に推奨し続けている。

こうした事実を知って、政府や専門家の言説を鵜呑みにしてはいけないことに気づいた人も多いのではないだろうか。彼らの言いなりになって医療行為を受けたとしても、必ずしもいい結果になるとは限らない。むしろ、逆効果になることさえあり得るのだ。

これは、コロナ以外の病気についても、同じことが言える。国民皆保険制度が充実しているために、日本では気軽に医療機関を受診することができ、簡単に薬を手に入れることができる。そのため、常日頃から薬を飲んでいる人が多い。

とくに、体に複数の不具合を抱えていることの多い高齢者は、何種類もの薬を飲んでいる人がたくさんいる。しかし、多剤服用（ポリファーマシー）は有害事象が増え、かえって体に悪影響を及ぼすことを知っているだろうか。

医師に処方されるまま薬をたくさん飲んでしまうと、かえって健康を害して、命を縮めることにもなりかねない。健康で長生きしたければ、身も心も医療に預け過ぎないことが肝心なのだ。

そこで、このコロナ騒ぎの中にあっても、著作、ＳＮＳなどで多剤服用や過度な医療依存の弊害について警鐘を鳴らしてきた医師５人にインタビューを行った。５人の話を総合すると、次の５つのポイントにまとめることができるだろう。

1. 新しい薬（ワクチン含む）には飛びつかず、様子を見よう
2. 薬（コロナを含む）に期待するよりも、まずは免疫や回復力を高めよう
3. 薬はゼロが理想。優先順位の低い薬から減らしていこいう
4. 血圧、血糖値などの基準値に囚われず、体の状態に応じて薬を調節しよう
5. むやみに薬に頼るよりも、生活環境や人間関係、家族関係を見直そう

どうしてこのようなことが言えるのか、本編のインタビューを読んでいただければ、深く納得してもらえるはずだ。

また、単に要らない薬の話だけでなく、どうして医師の話を鵜呑みにしてはいけないのか、なぜ不要な薬がこんなにもたくさん使われているのか、過度な医療依存に陥る背景には何があるのかといった、本質に迫る話も紹介している。

5人の医師たちは皆、一人ひとりの患者が、その人らしく最期まで生きるためには何が大切なのかを、実践を通して深く考えてきた人たちばかりだ。このコロナ騒ぎの3年

間で、その理想に向かってきたはずの医療が後戻りしてしまった。

どうしてそんなことが起こったのか。多角的な視点を持つことができない専門家の問題点についても、鋭い考察を行っている。ぜひ、この点についても5人の医師のインタビューを通して一緒に考えてみてほしい。

コロナ騒ぎで、現代医療の暗部が炙り出されたことは、不幸中の幸いだったと言えるかもしれない。これを契機に、まっとうな医療がどういうものかに気づく人が増え、一歩でもその理想に近づくことを願いたい。本書がその一助になれば幸いだ。

2023年2月末　鳥集 徹

目次

医療の目的とはそもそも何か／入院で強いられる「家畜」のような暮らし／ベテラン医師までがコロナでは「思考停止」／「寄り道」することでひらける世界／「救急車に乗らなくてもよかったんじゃないか」／医師も教師も「社会を俯瞰」できていない／よりよく生きて、よりよく死ぬ

第二章 新型コロナには「ワクチン」も「新薬」も必要なかった

児玉慎一郎（こだま病院理事長）

コロナ治療に高価な新薬は不要／独自のやり方だと補助金はもらえない／体力が維持できていれば、ウイルスは勝手に減っていく／緊急承認薬の登場で「安心」してしまった医師たち／コロナの薬で生じた数々の「副作用」／医師も患者も薬に依存してしまう／「全年齢、ワクチンはいらん」／「全国民がワクチン打て」という風潮はおかしい／重症化するのはブースター接種している人／コロナを「怖い病気」にしたい大手メディア／「エビデンスから外れる医療」とは／ワ

か」／薬では病気そのものは治せない／薬を飲んでもらうにしても、人間関係の構築が肝心／かつては許容されていた、若者の「スランプ」／「心の風邪」キャンペーンの真実／多様性無視の抗精神病薬／病気をつくる、製薬会社のビジネスモデル／DSMで安直な診断が横行／「病を診ずして病人を診よ」が実践されていない／「エビデンス至上主義」という病／コロナで露呈した「医者の建前」／「個性」を病気化し、医療依存させている

カバー・帯デザイン／bookwall
本文DTP・図表作成／ユニオンワークス

第一章

生活環境を見直せば薬は「引き算」できる

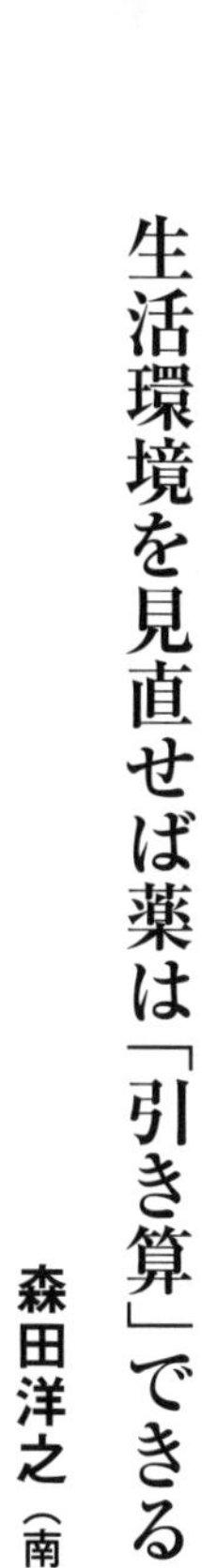

森田洋之
（南日本ヘルスリサーチラボ代表）

「新しいほど、安全で効果があるに違いない」。そう思い込んでいる人は少なくないだろう。しかし、そうとは限らない。鹿児島県で高齢者施設と連携し、新しい訪問診療のモデルを構築すべく日々ケアに取り組んでいる森田洋之医師は、「そもそも、新薬に飛びつくべきではない」と警鐘を鳴らす。私たちは新薬とどう向き合うべきなのか、森田医師に語ってもらった。

勉強家の医師が勧めていた「古くていい薬」

鳥集　先日、森田さんはツイッターで、新型コロナのワクチンや治療薬をめぐって、「そもそも新薬に飛びつくべきではない」という投稿をされていました。私もその通りだと思うのですが、改めてその話をお聞かせください。先輩たちから教わったという話でしたが、それは研修医の頃のことですか。

森田　はい、僕が研修医の頃の話です。「新薬に飛びつくな」という教訓を、複数の先輩医師から受けました。今の若い医師たちに同じ話をすると、「あまり聞いたことがない」というリアクションなのですが、とにかく、僕が若い頃は「新薬はなるべく使うな」と言われたんです。

それはなぜかというと、最初はわからなかったいろいろな副作用が、後から出てくる可能性があるからです。もちろん、従来からある薬では対処できなくて、「背に腹は代えられぬ」という場合もあります。そのような時は、新薬だって使わなくてはいけません。でも、そうでないのであれば、もし同じような作用の古い薬があるのなら、そちらを使えとよく言われました。

鳥集　具体的には、どんな先輩から言われたんですか。

森田　僕は大学病院には残らず、宮崎県内の市中病院で研修をしました。そこの内科の先生たちです。もう20年ぐらい前のことで、その当時40~50代だったから、その先生たちも今頃は60代か70代ぐらいになっていますよね。

鳥集　具体的には、とくにどんな薬について言っていたのか覚えていますか。

森田　その頃、とくに話題になったのが、ＡＲＢ（アンジオテンシンⅡ受容体拮抗薬*1）

です。

鳥集　降圧薬（高血圧治療薬）の一種ですね。今はジェネリック薬も出ていますが、当時はＡＣＥ（アンジオテンシン変換酵素阻害薬）に続く、画期的な新薬と宣伝されていました。

森田　そうです。当時も米国では、高血圧治療は古くからある利尿薬やカルシウム拮抗薬が第一選択とされていました。利尿薬なんて、薬価が１錠10円にもならないものがたくさんある。だけど、ＡＲＢは新薬だったから、薬価が１錠数十円から数百円もして高いんです。だから、製薬会社はそれを売りたがった。

そのために、ＭＲ（医薬情報担当者＝製薬会社の営業担当）が医師たちに、ものすごい売り込みの攻勢をかけていました。当時はまだ接待もできましたから、[*2]それによってＡＲＢを処方する医者が増えた。それで、ＡＲＢが降圧薬のみならず、すべての薬の中で一番売上が多い薬になりました。

鳥集　そうですね。武田薬品工業のブロプレス（カンデサルタン）などは、販売が開始された２０１４年、１年に１０００億円近く（９４６億円）売り上げました。このような大きな利益を上げた新薬を、製薬業界では「ブロックバスター」と呼びます。

森田　そういう状況の中で、「いやいや、ARBのような新しい薬を安易に使うんじゃなくて、古くていい薬があるんだから、ちゃんとそういう薬を使いましょう」と言う先輩がいたんです。とくに、論文を読むなどしてちゃんと勉強していた先生は、そういう傾向が強かった。

＊1　ARB（アンジオテンシンⅡ受容体拮抗薬）……血圧を下げる作用のある降圧薬（高血圧治療薬）には、利尿薬、アルファ1遮断薬、ベータ遮断薬、カルシウム拮抗薬、ACE、ARBなどの種類がある。さらにARBには主成分（一般名）として、ロサルタン、カンデサルタン、バルサルタン、テルミサルタン、オルメサルタン、イルベサルタン、アジルサルタンなどがある。

＊2　当時はまだ接待もできましたから……かつて製薬会社は、プロパーと呼ばれた営業社員を通じて、医師を飲み会や高級クラブに連れて行く、ゴルフのお供をしてプレイ料金を支払う、引っ越しの手伝いをするといった医師への接待を日常的に行っていた。しかし、製薬会社からの利益供与が医師の薬の処方や医学研究に悪影響を及ぼしているという批判が高まり、国内でも2012年4月「医療用医薬品製造販売業公正取引協議会」が接待の上限額を2万円とする、二次会の費用を出さないなど、過剰な接待を禁止する自主規制のガイドラインを設けた。

鳥集　「古くていい薬」というのは、カルシウム拮抗薬とか利尿薬のことですね。

森田　もちろんそうです。アムロジピン（カルシウム拮抗薬）とかフロセミド（利尿薬）とか。そういう薬からちゃんと使っていって、それでも血圧が下がらない人に、最終手段としてARBを使うのは仕方がないけれど、新しい薬はどんな副作用があるかわからないし薬価も高い。そうしたことを考えると、ほとんど選択する理由がないということを、ちゃんと勉強している医師は皆、言っていたんです。

焼肉に料亭……製薬会社の「接待攻勢」

鳥集　その当時の製薬会社の接待攻勢やマーケティングの様子を、具体的に覚えていますか。

森田　それはもう、すごかったですよ。製薬会社のお金でMRさんが飲み会を主催するようなことはしょっちゅうでした。内科の先生や研修医たちを何人も誘って、居酒屋とか焼肉から始まり、何軒もはしごする。もっと豪勢に料亭に行くこともありました。しかも、僕ら医者はまったくお金を払わない。

鳥集　森田さんもついて行ったんですよね。

森田　ついて行きましたよ。そりゃ、もう喜んで。若くて、何も知らないから。何だかよくわからないけど、お金を出さなくても、飲みたいだけ飲んでいいよって言われて。

鳥集　一次会の後は、高級クラブにも行ったんですか。

森田　宮崎には、高級クラブはあまりなかった（笑）。でも、二次会でスナックに行くことはよくありました。

鳥集　それも全部、製薬会社がお金を出してくれる。

森田　そうです。

鳥集　医学部の教授とか大きな病院の部長クラスだったら、研究室に入る多額の寄付金や、個人的に講演料やコンサルタント料などももらっていたでしょう。ただ、下っ端の先生方には、わからない部分ですよね。

森田　もちろん、そういうこともあったでしょうね。

鳥集　よく製薬会社の人が「勉強会」と称して医師たちを集め、豪華な弁当を出す代わりに新薬をアピールするという話も聞きました。

森田　もうしょっちゅうです。今でも大きな学会に行くと「ランチョンセミナー」「イブニングセミナー」などと称して、製薬会社が昼食のお弁当を提供しています。

鳥集　そうですね。

森田　よくあるのが、ホテルの宴会場を一部屋貸し切りにして、そこに50〜100人の医師を集める。そこへ偉い先生を呼んできて、薬や研究の話をしてもらうんですが、その前に、だいたい10〜15分間、製薬会社が新薬の説明をするんです。

　そして、肝心の講演の後、同じ会場かその隣の会場で立食パーティのようなことをやる。そこでも飲み放題だし食べ放題。これも全部、製薬会社がお金を出している。あるいは、心ばかり1000円ほどの会費を取る。僕はもう、そういう勉強会には行かなくなったから、今でもやっているかどうかはわかりませんが……。

都合のいい情報しか出さない

鳥集　製薬会社のアピールタイムには、やはり新薬についていいことばかりを言って、不都合なことは言わないという感じなのでしょうか。

森田　それは絶対そうですよ（笑）。ＮＮＴ[*3]の話なんかまったくしない。

＊3　ＮＮＴ＝Number Needed to Treat。日本語では「治療必要数」などと訳される。検査や服薬、手術などを行った場合に、何人にその医療介入をすれば、１人が病気から救われるかを臨床試験の結果に基づいて計算した数値。たとえば、１００人に10人発症する病気が、薬を飲んだ結果、発症が５人に減ったとすると、病気の低減効果は10人が５人に減ったわけだから、50％となる。これを「相対リスク減少率」という。
しかし、ＮＮＴを計算すると20［１００÷（10－5）］となる。つまり、20人がその薬を飲めば、１人が救われるということになる。全体（１００人）を母数として計算すると病気の低減効果は１００人のうち５人に効果があったわけだから、５％となる。これを「絶対リスク減少率」という。

たとえば降圧薬の場合、５年間飲み続けると１２５人のうち１人の命が救われ、67人に１人が脳卒中、１００人に１人が心臓発作を免れる。またスタチン（コレステロール低下薬）の場合、心疾患の既往のない人が５年間飲み続けると、１０４人に１人が心臓発作、１５４人に１人が脳卒中を免れるが、命が救われる人は０人というのが、臨床試験の結果に基づいた事実だ（米国の有志医師が運営するサイトThe ＮＮＴを参照）。

製薬会社は薬の論文やパンフレットで、効果が大きく見える相対リスク減少率を好んで使うが、効果が小さく見えるＮＮＴや絶対リスクは使いたがらない。

鳥集　１００人のうち、何人が脳卒中や心筋梗塞を防げたかという話はせずに、「何％の人の血圧が下がった」といった、効果が大きく見える数字ばかり強調する感じですよね。

森田　そうそう。これだけの人にこれだけの効果があって、かなり効果が高いと思われるので、ぜひ皆さんもご検討ください、という感じです。ただ、意識の高い先生は、ＮＮＴや薬価のことなどについて質問します。そういう先生もいるんです。

鳥集　私も病院に夕方取材に行くと、製薬会社のＭＲさんが教授室や部長室、あるいは医局の前にずらっと並んでいる光景をよく見ました。

森田　今は「ＭＲ立ち入り禁止」っていう病院がけっこう多いので、そういう光景もほぼないんでしょうけど。昔はもう、どこの病院へ行ってもずーっとＭＲさんが並んでいて、お目当ての先生が来るまで何時間でも待っていましたね。

鳥集　私も取材で医局に歩いて行ったら、お医者さんと間違えられて、よくＭＲさんに最敬礼されました。

森田　そうそう。そんな感じです（笑）。

鳥集　それで順番が来たら、新薬に関する説明書や論文をもってきて、いかに新薬が優れているかをアピールするんですよね。

森田　そういうのをぜんぜん相手にしない先生もいれば、逆にうまく利用する人もいました。当時はインターネットがまだそこまで発達していなかったから、論文を集めるのもけっこう大変だったんです。そこで、製薬会社のＭＲさんに論文を集めてもらうこともあったようです。

鳥集　医師の皆さんも日常業務で忙しいですからね。とくに勤務医になると、本来の業務で疲れ切っているのに、それ以外の時間に勉強するって大変なことじゃないですか。そのために、インプットの情報源が、製薬会社から提供されたものに偏ってしまうのではないでしょうか。

森田　その通りです。彼らは自分たちに有利な情報しか出しませんから、製薬会社とベッタリになると本当によくないんです。

鳥集　そのために、多くの医師が、高血圧の患者に利尿薬とかカルシウム拮抗薬よりも、ＡＲＢを出すようになっていく。

森田　そうは思いたくないけど、そうした光景を見ると、そうとしか考えられないですよね。現実に、ARBの売上がものすごく増えたわけですから。それに、その後、ディオバンの事件[*4]が起こりました。

鳥集　ブロプレスの問題[*5]も起こりました。どちらも、臨床試験を行った国内の大学に、製薬会社側から億単位の巨額の寄付が行われていたことも問題視されました。

森田　そうです。データの捏造事件だけでなくて、やっぱり薬害ってけっこう出ています。イレッサの間質性肺炎[*6]だって、僕なんかでも何例か経験しましたから。

鳥集　患者さんが間質性肺炎になったら怖いですよね。実際に800人以上が亡くなりました。

森田　そう。だから、新薬の怖さを知っている医師は、そう簡単には飛びつかないんです。コロナのワクチンや治療薬もまったく新しい薬なわけだから、医者は安易に飛びつかないだろうと僕は思っていました。ところが意外なことに、そんなことを言う医者はきわめて少なかった。

鳥集　びっくりしますよね。

＊4　ディオバンの事件……2000年に発売されたノバルティス社のARB「ディオバン（一般名・バルサルタン）」について、国内5大学（京都府立医大、慈恵医大、千葉大、名古屋大、滋賀医科大学）で行われた臨床試験で、同社元社員がデータを不正に操作した疑惑が発覚。厚生労働省が元社員と同社を誇大広告による薬事法違反の疑いで告発する事態にまで発展した（元社員と同社は第一審、控訴審で無罪となり、21年6月、最高裁が上告を棄却して無罪が確定）。上記の臨床試験のデータに基づき、同社は講演会や座談会を活発に行い、ディオバンは年間1400億円も売り上げるブロックバスターとなったが、のちに上記臨床試験の論文は問題があったとして、すべて撤回された。

＊5　ブロプレスの問題……1999年に発売された武田薬品工業のARB「ブロプレス（一般名・カンデサルタン）」の医師向け専門誌の広告で、臨床試験とは異なるグラフが使われていたことが発覚。心不全や脳血管疾患などの心血管病になるリスクが他の降圧薬より低いかのような表示がされていた。2015年6月、厚労省は「ゴールデン・クロス」と銘打つなど誇大広告があったとして、医薬品医療機器等法（薬機法）に基づく改善命令を同社に出した。

＊6　イレッサの間質性肺炎……イレッサ（一般名・ゲフィチニブ）は、アストラゼネカ社の肺がん治療薬。発売前から、効果が高いだけでなく、副作用の少ない画期的な抗がん剤として新聞、テレビ等で報道され、02年7月に申請から5カ月という異例のスピードで国から承認を受けた。販売されると、扱いやすい飲み薬ということもあって多くの患者に投与されたが、臨床試験では十分検出できなかった重篤な間質性肺炎の副作用が多発し、11年9月までに834人が死亡する最悪の事態となった。

利尿薬の飲みすぎで危篤状態に

鳥集　コロナの話題に移る前に、もう少しだけ降圧薬について深掘りしたいと思います。その後、ＡＲＢの登場から20年以上経ったわけですが、現在のＡＲＢに対する評価について、森田さんの中で変化はありましたか。

森田　今となっては、副作用についてはそこまで問題はないのかな、という気はします。ただし、薬価はまだ高いですよね。もっと安い薬がありますから。基本的に、僕はＡＲＢを自分で処方することはまずありません。

鳥集　なるほど。では、血圧の高い患者さんがいたら、血圧の病態にもよるとは思うのですが、どういう薬を優先して処方するんですか。

森田　その前提が誤っていて、まず、「血圧を必ず下げなきゃいけない」ということを考えていないのです。僕は在宅医療をやっていますから、そのほとんどが前医から引き継いだ患者さんです。すると、退院した患者さんなどはとくにその傾向が強いのですが、病院の薬をいっぱいもらっているんです。

鳥集　そうでしょうね。

森田　そこで、「薬を抜いていく」と考えるほうが、僕の仕事としては圧倒的に多いです。とくにARBを筆頭の減薬候補に挙げます。

鳥集　それはなぜですか。

森田　まず薬価が高い。それに、80代、90代のおじいちゃん、おばあちゃんになると、不思議なことに、ARBを抜いてもほとんど血圧が変わらないんです。

鳥集　それは病態的に、あるいは薬理学的に理由が解明されているわけではなくて、経験的にということでしょうか。

森田　はい、経験則で。だいたい減薬する時って、一旦その薬を中止して、また血圧が上がってきたら再び始めればいいだけなんです。だから、本当にお試しの気持ちで薬を抜いていくんですが、ほとんどの場合、血圧は変わらないので、そのままやめることになる。

鳥集　そういう患者さんは、ほかの血圧の薬も併用していることが多いんでしょうね。

森田　そういう人もいます。カルシウム拮抗薬と利尿薬とARB。さらには、β（ベータ）ブロッカー（ベータ遮断薬）まで飲んでいる人もいます。

鳥集　そんなに何種類も、同じ目的の薬を使って大丈夫なんでしょうか。
森田　大丈夫なんですかね、本当に。
鳥集　血圧がめちゃくちゃ下がったり、心臓の機能がおかしくなったりするようなことはないんでしょうか。
森田　利尿薬の飲みすぎでひどい状態の人がいました。「在宅に移るので診てください」という申し込みがあったので、「どういう状態ですか」って病院の人に聞いたら、「あと1、2週間でお看取りになるので、病院ではやれることがない。『家にお帰りになりますか』と聞いたら『帰る』と言うので、在宅で診てほしい」と言うんです。それで本人を診察したら、利尿薬の飲みすぎで、明らかに脱水の状態なんです。
鳥集　それはひどい……。
森田　そこで点滴して、補水して、利尿薬を切ったら、2週間ぐらいで普通に畑に行けるようになった。
鳥集　えっ、畑に？
森田　それから1年ぐらい経っていますが、今もとてもお元気ですよ。お看取り、だなんて言われていたのに。

鳥集　つまり、薬の種類の問題だけでなく、薬の量を飲みすぎていることや何種類も飲んでいることが問題ということですね。

森田　そうです。ポリファーマシー（多剤服用）です。10種類、15種類と飲んでいる人が、今も山のようにいます。とにかく、血圧を下げよう下げようという医師が多すぎるのです。血圧が下がりすぎている人や適正血圧を維持できている人がいたら減薬にトライしてもいいのに、ほとんど誰もやらない。

薬で血圧を下げすぎて認知症に

鳥集　一旦薬を飲み始めると、同じ薬を同じ量、何年も飲み続ける人が多いと聞きます。血圧は一般的に、寒くなると高くなり、暑くなると下がります。季節によってだけでなく、患者さんの年齢や体調によっても上がり下がりするのに、薬の見直しをまったくせず、60代の時に処方された薬を80代になってもずっと飲み続けている人がいると聞きます。

森田　はい。もう90％以上がそのパターンだと言っていいくらいです。「1回飲み始めたら一生やめられない」というふうに、患者さんだけでなく、おそらく医者も思っているんじゃないでしょうか。

鳥集　スタチン[*7]もよく減薬候補の筆頭に挙げられますね。

森田　そうですね。日本のコレステロールの基準値[*8]は厳しすぎです。ちなみに、僕のLDLコレステロール値はけっこう高いんですけど、薬は何も飲んでいません。コレステロールのことなんてそんなに気にしなくていいんじゃないかって、僕は思いますけどね。

鳥集　そうですね。

森田　血糖値もあまり高すぎるとよくありませんが、逆に低すぎるほうが問題です。低血糖を起こしている人が少なくありません。

鳥集　話題を血圧に戻すと、高齢者だと薬で下がりすぎているために、認知機能が悪くなる人も多いと聞きます。

森田　よくあります。病院で血圧を測った場合、いつもより高めに出ますよね。「白衣高血圧」という現象です。病院で血圧を測定して、「ちょうどいいね」って言われても、実は家で測るとすごく低い、という人が多いんです。だから最近では「家で血圧を測定しましょう」と言われていますが、それでも皆さん、下げすぎるんじゃないかな。血圧が低すぎて認知症になってしまうようなこともあるのではないかという気がします。

鳥集　そうした話もよく聞きます。

なぜポリファーマシーに陥るのか

森田　薬は、6種類以上飲んだら有害事象が出やすくなると言われていますよね。だか

＊7　スタチン……肝臓でのコレステロール合成を抑え、血液中のLDL（悪玉）コレステロールを下げる薬。コレステロール値が高いと動脈硬化が進むとされている。それを予防して、心筋梗塞や脳卒中のリスクを下げる目的で処方される。プラバスタチン、シンバスタチン、アバスタチン、ロスバスタチン、ピタバスタチン（いずれも一般名）などの種類がある。

＊8　コレステロールの基準値……日本動脈硬化学会が定めた基準値は、総コレステロール120～220㎎／dℓ、HDLコレステロール40～70㎎／dℓ、LDLコレステロール70～140㎎／dℓとなっている。これらの基準値から外れた場合を「脂質異常症」と呼ぶ。

ら、できるだけ薬を減らすという意識を医者はもたなくてはいけないんですが、ちゃんと薬を調整して減薬に取り組んでいる医者は、いまだにほとんどいません。10種類、15種類と出して、何の罪悪感もないというドクターが大半を占めています。

鳥集　その「薬は5種類まで」というのは、東京大学老年病科の秋下(あきした)雅弘教授が同名の本（『薬は5種類まで　中高年の賢い薬の飲み方』ＰＨＰ新書）を書いています。僕自身も、薬を6種類以上飲むと有害事象が出やすいということを何度も週刊誌で記事にしました。コロナ騒ぎが起こるずいぶん前からポリファーマシーが問題になっていたはずなんですが、ほとんど改善されていないんですね。

森田　私のもとで受診する高齢の患者さんは、ほぼ全員、ポリファーマシーです。

鳥集　どうしてやめられないんでしょう。ポリファーマシーがよくないことを医師が知らないのか、それとも漫然と薬を出してしまうのか。あるいは患者が複数の科にかかるから薬が増えてしまうのか。さまざまな理由が考えられますが、いかがでしょうか。

森田　全部当てはまるでしょう。でも、医者の中にポリファーマシーはよくないという意識がほとんどないことが、一番の問題ではないでしょうか。

鳥集　どうしてだと思いますか。

森田　実際に処方する立場としては、気持ちがわかる面もあります。「診療ガイドライン」[*9]ってあるじゃないですか。血圧、コレステロール、血糖値、それぞれのガイドラインに基準値があって、この数字以下を目指すべきと書いてある。ああやって数字で示されると、そこを目指したくなるんです。

鳥集　人間の心理なんですね。

森田　それに、基準値をクリアしていなかったら、医師の責任になると思ってしまうんです。

鳥集　いわゆる「防衛医療」ですね。診療ガイドライン通りに検査や治療せず、もし病

＊9　診療ガイドライン……それぞれの疾患に関係のある学会が専門委員会を作り、臨床試験のエビデンスなどに則って、現時点で最善の検査や治療の方法についてQ＆A方式などでまとめたもの。書籍として販売されているほか、全文をホームページで公開している学会もある。2000年頃から、医師や医療機関によってバラバラだった診療の質を一定に保つ目的で作成されるようになった。

気を見逃したり悪い結果になったりしたら、患者側から訴えられるかもしれない。だから、万が一のことが起こっても、ちゃんと治療していたという言い訳ができるよう、ガイドラインに沿った検査・治療を優先する。

森田 そうです。防衛医療です。訴訟になるまでのことはそうそうないとはいえ、「なぜ基準値をクリアしていなかったのか」といった指摘をされたら、言い逃れができなくなってしまう。

だから逆に言うと、ガイドラインを無視して薬を減らしていくのは、非常に勇気がいる行動なんです。患者さんの人生までちゃんと見て、その人が幸せな人生を送るために、血圧が高い状態を許容する選択ができるかどうか。これって、医師としては絶対に覚悟が必要なんです。つまり、そこまでの覚悟をもった医者がほぼいないということですよね。

高齢者の血圧は高くても問題なし

鳥集 たとえば現在、上の血圧（収縮期血圧）は、診察室血圧で１４０㎜Hgまでが基準値で、それ以上は高血圧とされています。でも、ガイドラインのない昔は「90プラス年齢まではOK」と言われていたそうですよね。

森田　そうです。90歳になったら、180まではOKということです。

鳥集　でも、今のガイドラインでは、たとえ90歳でも180というのは許容されない。

森田　もう、ぜんぜん許されないですね。

鳥集　森田さんのもとに、80代で170とか90代で180といった、ガイドラインの基準値を超えた血圧の患者さんが来られたら、どんな判断をされているんですか。

森田　僕はメインが訪問診療なので、基本的に、生活をちゃんと見ることができるんです。しかも「いろ葉」という介護施設と連携していますので、利用者の血圧を綿密に測ることができる。そうやってフォローがちゃんとできるから、安心して薬を調整していけるんです。

病院から来た時に血圧が180だったとしても、本当の状態はわかりません。その点、僕は在宅で何回でも血圧を測れるから、家でリラックスした状態の「本当の血圧」がわかる。ちゃんと測ってみると、90代で180もある人などまずいません。ちょっとした運動や畑仕事の後に160ぐらいまで上がる人はしょっちゅういますが、そういう人でも、落ち着けば130とか高くても140ぐらいです。

これは僕の経験則かもしれませんが、年を取ってくると自然と血圧が下がってくる人が多いんです。

鳥集　それは心臓の駆出（くしゅつ）能力が落ちるということなんでしょうか。

森田　それもあるのかもしれないですよね。普通、血圧が下がるのはいいことだと思われがちですが、もし心臓の駆出能力が落ちたために血圧が下がったのだとしたら、逆にそれっていいことなの？　って思いますよね。

鳥集　なぜ年を取ったら血圧が上がりがちなのか。それは、動脈硬化が進んで血管のしなやかさがなくなるので、体の隅々にまで血流を届けるためには、それなりの圧力が必要になるからだ、というのを何かで読んだ記憶があります。

森田　そう。それを考えると、無理やりに血圧を下げてしまうと、むしろ血流が隅々まで届かないということになります。

鳥集　血圧が上がったり下がったりするのは、生体の調節機能が働いているからで、その人にとって一番いい状態にしようとして、体が血圧を上げているという面もあるはずですよね。

森田　その通りです。ご自宅に上がって得られる情報と、患者さんが「家で測ってきました」と言ってもってくる血圧手帳だけで見る情報とでは、ぜんぜん違うんです。それに、患者さんの家に入るだけで生活の状況がわかり、本当に数えきれないほどの情報が入ってくる。たとえば、テーブルの上にみかんが載っているとか、菓子パンが置いてあるとか。トイレの状況がどうだとか、動線はどうなっているとか。お風呂が北側にあって、冬場はすごく寒いんじゃないかとか。

食生活については干渉しない

鳥集　テーブルの上に菓子パンばっかり載っているんだったら、「もうちょっと野菜も食べたほうがいいよ」と話したり、風呂場が寒いと血圧が上がってしまうから、「脱衣所にヒーターを置いたほうがいいよ」とアドバイスしたりと、薬のことよりも生活改善のほうがメインになるということでしょうか。

森田　そうですね。お風呂に関してはその通りだと思います。でも食生活については、実は僕はまったく何も言わないんです。

鳥集　それはなぜでしょうか。

森田　好きなものを食べればいいんじゃないの、って思うんです。80歳、90歳にまでなって在宅医療を受けるようになった段階で、食事制限なんてしたら、それこそ生活の「質」が下がってしまいます。

鳥集　たとえば、高血圧の人は塩分を減らしましょう、と言いますよね。最近では血圧と塩分は関係ないという説もありますが、森田さんはどう思いますか。

森田　医学界でも、「塩分制限大事派」と「関係ない派」とに、二分しているんです。ただ僕は、その医学的な真偽の程についてはあまり興味がなくて、その人が好きなら食べていいよ、って思うんです。

鳥集　たとえば、イカの塩辛のようなものが大好きな人もいますよね。それでも構わないということですか。

森田　塩分制限なんてしたことがないです。まったくない。

鳥集　やっぱり、そういう制限によってストレスが生じたり、人生の楽しみが減ってしまったりすることのほうが、その人の健康には大きな影響があると考えているということでしょうか。

森田　はい。僕はもう、完全にそっちの考え方ですね。

鳥集　それは、糖尿病の治療に関しても言えることですよね。

森田　そうです。原則的に僕は、糖尿病だからといって食事制限をしろと言うことはほとんどありません。たまには言うこともありますが。

鳥集　たとえば、清涼飲料水ばかり飲んでいる人には、やめなさいって言うんですか。

森田　やめなさいとは言い切れないです。相手が若い人だったら言いますよ。30代、40代で血糖値が200も300（mg／dℓ。空腹時70～110が正常値とされる）もあるのであれば、「コーラばっかり飲んでいたらよくないんじゃないの」って言いますけど、80代、90代になって血糖値が200、300でも、別に清涼飲料水を飲んだってアンパンを食べたっていいんじゃないの、って思うんです。

認知症の薬はほとんど効果なし

鳥集　血圧もコレステロール値も血糖値も、在宅医療を受ける段階では、その人のやりたいことを制限してまで、薬を使って無理やり下げる必要はないということですね。これらの薬以外にも、皆さんがよく飲んでいる薬の中で、これはいらない、あるいはやめたほうがいい、というものはありますか。

森田　やっぱり認知症の薬です。正直なところ、皆さんが思っているほど効きません。認知症の薬は、僕は自分で新たに処方することはほぼないです。

鳥集　むしろ「切っていく」ことのほうが多いんですか。

森田　切っていくほうが多いです。だってアリセプト（一般名・ドネペジル）なんて、「効果が認められない場合、漫然と投与しないこと」って添付文書に書いてあるんですよ。でも、誰もやめないんです。効果はほとんどないのに。

鳥集　誰もやめないというのは、言い方を換えると「主治医が切らない」ということですよね。

森田　そうなんです。添付文書に「漫然と投与しないこと」って書いてあることすら知らない医師のほうが多い。

鳥集　ドネペジルをはじめとする認知症治療薬には、怒りやすくなるとか、興奮しやすくなるという副作用もあると聞きます。

森田　あります。また、逆に神経が鎮静されて眠くなってしまうこともある。いろいろな神経に影響を与えてしまうので、いろいろな副作用が出るんです。だから、悪い副作用が出ていればもちろんのこと、副作用が出ていなくても効果がなければ、切らなくてはいけないんです。少しでも減らしていったほうがいい。薬はリスクなんですから。

鳥集　ドネペジルは、２０１８年にフランスの保健省が、「医療上の利益が不十分」として、保険適用から外しました。つまり、それくらい効果が不明瞭な薬なんですね。

森田　そうです。それなのに、認知症には必須の薬といった感じで、日本ではいまだに、認知症の人たちの多くがドネペジルを飲んでいる。

鳥集　しかも、怒りやすくなる、興奮しやすくなるのを鎮めるために、さらに抗精神病薬を飲ませるようなこともあると聞きました。

森田　そうそう。薬というのは「足し算」で、放っておくとどんどん増えていく一方なんです。なかなか「引き算」されない。本当に由々しき問題だと思います。

鳥集　そうですね。新薬としてアリセプトが登場した当初（国内では1999年に販売開始）は、それまで認知症のまともな薬がなかった中、初めて効果のある薬が出たと言われ、マスコミからも夢の薬であるかのようにもてはやされました。

森田　新薬というのは、だいたいそうやって出てきます。

鳥集　製造販売元のエーザイはピーク時には国内で1000億円、全世界では3000億円以上も売り上げて、大儲けしてきたんです。

森田　そもそも本当に効く薬であれば、製薬会社が売ろうと思わなくても、皆が欲しがるはずです。製薬会社が営業活動をしっかり頑張らないと売れない薬なんて、本当はそんなに効いていないんです。

本当は怖い、抗精神病薬

鳥集　ドネペジル以外にも、高齢者がよく飲んでいる薬で、これもいらないという薬はありますか。

森田　睡眠薬は本当にいらないですね。睡眠薬というより、抗精神病薬なんかを漫然と飲んでいる人は多いです。

鳥集　具体的には、どんな薬が多いのでしょう。

森田　抗精神病薬はね、デパス（一般名・エチゾラム）。

鳥集　代表的なベンゾジアゼピン系の抗不安薬のひとつで、睡眠導入剤としてよく使われますね。

森田　デパスは、実は頸椎症や腰痛症にも効能があるんです。だから肩こりの薬として処方され、飲んでいる人もけっこういる。医者の感覚で言うと、「デパスぐらいだったら飲んでおいてもいいでしょ」くらいに思っている。

鳥集　でも、ベンゾジアゼピン系の薬は依存性があるから、注意しなくてはいけないですよね。やめる時にも急には切れないので、徐々に減らしていく必要があって、扱いの難しい薬です。

森田　常用していると、認知症にもなりやすいと言われています。ツイッターで動画を上げたことがあるのですが、寝たきりで首がガクガクしている60代の女性がいました。

彼女もデパスを飲んでいたのです。ほかにも、さまざまな抗精神病薬を何種類も飲んでいて、ジスキネジア（自分では止められない異様な不随意運動。薬の副作用や脳・神経の疾患が原因となる）が起こっていました。それらの薬を徐々に抜いていったら、1週間後に症状が少し落ち着いてきて、2週間後にはちゃんとスプーンをもてるようになったんです。さらに1カ月後ぐらいには、だんだん覚醒していって、自分でいろいろ食べられるようになった。これは昨日撮った動画なんですが、一緒にお寿司を食べてきました（動画を見せる）。

鳥集　認知症の症状がある方なのでしょうか。

森田　ぜんぜんありません。精神科の病院に入院していました。コロナのために2、3年も会えていないし、薬が多すぎてジスキネジアも出てきて、もうどうしようもないからって、妹さんが「いろ葉」と僕にSOSを出してきたんです。

鳥集　薬を処方した病院の医師たちは、薬のせいでそうなったとは思わなかったのでしょうか。

森田　紹介状には「これから減薬しようと思っていました」といったことが書いてあり

ましたが、そうであればもっと早くしてほしかった。薬を足すのは簡単なんですが、減らすのって実はすごく難しいことなんです。少しずつ抜いていかなくてはならないのでとても手間がかかるし、患者さんの様子を細かく見ていく必要がある。それだけでなく、ここで僕が強調したいのは社会的なことです。

鳥集　どういうことでしょうか。

森田　精神的な疾患や精神的な症状というのは、そのほとんどが人間関係のもつれなど社会的なものに起因しているのです。恋愛関係だったり、親子関係だったり、さまざまな人間関係の中で、心がスパークしてしまう。ですから、安心できる環境や人間関係の中に入っていくと、多くの人がよくなっていきます。

　これは本当によく思うことなんです。いろ葉のスタッフは、そういうことをよく理解しているので、入居している皆さんはとても温かい環境の中で生活できる。だからこそ、薬を抜くことができるんです。別の施設の入所者を診ていると、スタッフから「夜、眠れない人がいるから、眠り薬を出してほしい」といったリクエストが出てくるんです。いろ葉のスタッフはそんなことは絶対に言いません。むしろ、薬を抜いていきましょうという話をする。

患者さんの顔は「全員知っている」

鳥集　よく「きょういくときょうよう」と称して、高齢者でも「今日行くところ」と、「今日の用事」を作って、昼間を活動的に過ごせば、夜はよく眠れるようになると言いますね。また、高齢者は早寝をしがちですが、睡眠時間が自然に短くなるから、むしろ夜更かしをしたほうが、朝、適切な時間に起きられるようになるという話を睡眠障害の専門医から聞いたことがあります。

森田　そうなんです。高齢者は眠れないことについて、そんなに神経質にならなくていい。いろ葉のスタッフは、そうしたこともよくわかっているので、安易に薬を使うのではなく、「眠れないなら眠れないなりに生活していきましょう」という話をします。

鳥集　薬に頼る以前に、生活環境が大事だということですね。環境が整っているからこそ、薬を減らすことができる。

森田　仮に不眠などいろいろな問題が起きていたとしても、それをちゃんと受け止める心の強さが医師には必要です。そうすると、患者さんもだいたいよくなっていく。

鳥集　逆に言うと、施設の入所者や在宅の認知症の人に対して、「夜眠らないから」とデパス、アモバン（一般名・ゾクピロン）、マイスリー（一般名・ゾルピデム）といった依存性のある抗不安薬・睡眠導入剤が多用されている。その人が安心できる環境が整っていないことが、薬に頼ってしまうひとつの大きな要因になってしまっているということですね。

森田　在宅医といっても、月に1、2回訪問するだけで、その人の生活をちゃんと見ていない医者も多いんです。その状態で「薬を出してくれ」と言われたら、「じゃあ、出しておきましょうか」ってなるわけです。そのほうが楽だから。

鳥集　森田さんはどれぐらいの頻度で患者さんのところに行くんですか。

森田　自宅で療養している患者さんのところに行くのは、月に1回とか2回とかですが、いろ葉の入所者は週に2、3回は顔を見ているでしょうね。

鳥集　ということは、入所者の方々についてては、だいたい顔を知っているわけですね。

森田　もちろん全員知っていますし、家族まで全員わかっています。いろ葉には施設が

2つあって、ひとつは入所施設、もうひとつは小規模多機能施設です。現在（2023年1月）、入所者が9人、小規模多機能施設のデイケアに通っている人が20人ちょっとかな。それに加えて、在宅で診ている人が数人います。

睡眠薬を出してほしいとか、熱が38度出たら在宅医に連絡するみたいなマニュアルができてしまっている施設と付き合うと、医師として身がもたない。だから、施設のスタッフが医療に頼りすぎず、ある程度は自主的な判断や対応ができることが大切なんです。そうした施設と連携して、訪問診療を継続していく。いい医療、いい介護のモデルを作ろうと思って、僕は取り組んできました。

鳥集　なるほど。そうであればなおさら、森田さんが実践していることを全国に広め、増やしていかなくてはなりませんね。

森田　本当ですね。この（2023年）4月に、新たに医師の仲間がひとり増えました。僕と同じスタイルで鹿児島にひとつ診療所を設立して、僕と連携してやっていくことになっています。医療関係者の見学もたくさん来るし、そういう志のあるドクターがちらほらいるのですが、介護とセットでなければいいモデルにはならない。だから、介護の方々がちゃんと育ってくれないといけない。いろ葉で実践しているレベルの介護をやっているところは、まずないと思います。

医療の目的とはそもそも何か

鳥集　いろ葉が優れているのは、森田さんから見て具体的にどういうところですか。

森田　死生観をしっかりと持っていること。僕がツイッターに上げた動画が炎上したの、知っていますか。

鳥集　嚥下（えんげ）（飲み込み）が満足にできない患者さんの口の中に食べ物を入れるなんて、誤嚥性肺炎（ごえんせいはいえん）を起こしたらどうするんだ、と一部の医師たちから批判されていましたね。

森田　そうなんです。そうした書き込みを見ると、医者って本当にわかってないな、と思うんです。一つひとつのコメントを見ると、ほとんどの人は理解してくれていることがわかるのですが、一部の医者だけが上から目線で、「咀嚼（そしゃく）はできているけど、嚥下はできていない」とか、「食べている最中に話しかけたら、誤嚥のリスクが上がる」とか言ってくる。

鳥集　そうでしたね。

森田　動画に映っている方もいろ葉の入所者なのですが、咀嚼も嚥下もちゃんとできるから、食べてもらったんですよ。でも、家族に言わせると、たとえ咀嚼や嚥下ができなくても、うちのお父さんは大酒飲みだったし、さんざんいろんなことをしてきたから、今さら鼻から管を入れて食事を禁止されてまで生きていたいとは思っていない。そのうえで何かあっても構わない、と。本人もそう思っているし、ご家族もそう思っている。ちゃんとカンファレンスをして、話し合っているんです。そのうえで、看取り覚悟でやってみると、けっこう皆さん食べられるようになるんです。

鳥集　医療の目的とは何か、ということですよね。医療はどうしても、延命することが目的になる。たとえ高齢者であったとしても、延命できるエビデンスのある医療行為を選択しなければ、早死にさせてしまうことになりかねない。その点、総死亡率の低下をエンドポイント（最終的な指標）にすべきだというEBM（Evidence Based Medicine＝科学的根拠に基づく医療）の考えは優れていると思います。

しかし、もしかすると総死亡率を下げること、つまり延命を目的にするのではなく、その人がその人らしく、よりよく生きるために医療や介護を行うことが、結果として総死亡率の低下とか健康寿命の延伸につながるのではないか、という気もするのです。総死亡率が低下したかどうかは、その結果に過ぎないのであって、それを絶対的な目的にするのは、やはり違うのではないか。コロナ騒ぎになって、余計にその思いを強くしたのですが、どうでしょうか。

森田　その通りだと思います。そもそも、エビデンス（臨床研究で検証された科学的なデータ）を医療現場で適用する時には、エビデンスだけではダメで、医師の経験と患者さんの価値観、家族の価値観を加味して、その人にとって最適な治療を行うべきとEBMの教科書にも書いてある。

炎上の騒ぎになった僕の動画でも、確かに「食事中、咀嚼している時に話しかけたりすると、誤嚥のリスクが上がる」というエビデンスはあるかもしれません。でも、こんな人がいた。——施設で「誤嚥しないように、壁を向いてしっかりと集中して嚥下するように」と言われて、自宅に帰ってきてからも、壁を向いて食べさせている、というんです。そんなことしなくていいじゃないですか。エビデンスはエビデンスとしてあるけれど、皆で楽しく食事するっていうことも、人生においては大事なことだから。それにやっぱり、皆と一緒に笑いながら食べたほうが、誤嚥のリスクだって下がるんですよ。僕の経験では。

鳥集　先ほどの動画に出ていた方も、映像だけではわからないけれど、好き勝手にお酒を飲んでいた人だった、という過去のエピソードなんかもあるわけですよね。医療ではよく「ナラティブ（物語）」という言葉が使われますが、医療や介護はその人がそれまで生きてきた歴史や物語を抜きにして語れないことがあるのに、このコロナでそうした大事な部分がすっ飛んでしまった印象が拭えません。

森田　本当にその通りです。ポリファーマシーの解消やＡＣＰ[*10]の実践、病院死から在宅死へなど、医療と介護をその人がその人らしく生きられるようにサポートする流れに引き寄せてきたのに、コロナでかき消されてしまいましたからね。今、ほとんどＡＣＰのことを言わなくなりました。

入院で強いられる「家畜」のような暮らし

鳥集　動画で見たことがありますが、介護施設の入所者がビニールに囲まれた状態でしか家族と面会できないとか、壁に開けた穴を通じて物の受け渡しをするとか、ここは拘置所なのか？　と思うような非人間的なことが感染対策の名の下に行われています。森田さんのいる鹿児島でも、そのようなことが真面目に行われているのでしょうか。

森田　やっていますよ。医者だと何とか入れますが、基本的に家族や部外者は介護施設にも病院にも入れません。退院前のカンファレンスで、僕もたまに大きな病院に行くんですが、病室にはほとんど通してくれません。家族待合室みたいな部屋に入れられて、そこに患者さんが来る。病棟のほうにはほとんど入れてもらえない。

＊10　ACP……アドバンス・ケア・プランニングの略。もしもの時に備えて、最期までその人がその人らしく過ごせるようにどのような医療やケアを望むのか、本人、家族、医療、介護のスタッフが繰り返し話し合い、その人の意思決定を支援するプロセスのこと。日本語では「人生会議」という言葉が当てられている。

鳥集　待合室もアクリル板やビニールで仕切ってあるんですか。

森田　まさにそのような状態です。もちろんマスクは必須ですし、患者さんや看護師さんはフェイスシールドも付けています。僕も面会の時にはマスクとフェイスシールドを付けさせられます。いろ葉では、そんなものはいらないのですが。

鳥集　そういう時、どんな気持ちになりますか。

森田　患者さんを病院には送りたくないな、という気持ちになりますよね。僕は開業して2年半ぐらいですが、コロナ騒ぎ以降、病院に送った方はほとんどいません。だっていろ葉では、皆が死生観を共有していて、人間らしい生活を送った結果、いざ死に瀕しても受け入れるという覚悟で入所していますから。患者さんも家族もそうした死生観をもてるように、僕らスタッフが働きかけているんです。だから、肺炎になったり危篤状態になったりしたからといって、病院に救急搬送するなんていうことは1件もありません。けっこうな数の入所者がコロナにも感染しましたが、誰一人として病院に送っていないのです。

鳥集　ひとたび病院に送ってしまったら——森田さんの表現を借りれば、「家畜」になってしまう。

森田　そうですね。収容所か刑務所。いや、刑務所よりひどいですね。

鳥集　コロナに感染して、病院に入院していた患者さんの話を聞いたことはありますか。

森田　あの動画のお父さん、実はコロナで入院していたんです。前の主治医が病院に送って、半年間入院させられていました。でもね、コロナの熱なんて、3、4日で下がったんですよ。ところが入院中に、誤嚥性肺炎を起こした。コロナで個室に入れられて隔離状態に置かれてしまったら、意欲が落ちて、誤嚥だってしますよ。

あのお父さん、今ではモグモグできて、なんとか飲み込めるんですが、コロナで入院する前も同じような状態だったんです。でも、入院して誤嚥性肺炎になった。肺炎そのものは1、2週間で治りますよ。だけど、今度は半年間リハビリ病院に入院させられて、誤嚥しないように栄養を入れる管を鼻から入れられて、ずっと「嫌だ嫌だ」って言い続けていたんです。だから、退院して自宅に帰るやいなや、管を抜いた。娘さんによると、その半年間はほぼ面会禁止の状態で、1、2回しか顔を見られなかったそうです。

鳥集　精神的にも、ものすごくつらかったでしょうね。ご本人もご家族も。

森田　ごはんを口から食べられないし、脚なんてものすごく細くなって、いわゆる「廃用症候群（過度な安静が続くことによって筋肉がやせ衰えたり、関節が拘縮したりして、体の運動機能が著しく低下すること）」の状態ですよね。本当に、ひどいものでした。

鳥集　高齢者は、コロナの症状はたいしたことがなくても、隔離入院することでかえって体を衰弱させてしまうとほかの医師からも聞きました。

森田　まさにそのパターンでした。そうしたケースに直面すると、「高齢者を守る」ことを謳い文句にしたコロナの感染対策は、本当の意味で高齢者を守っているのだろうか、と甚だ疑問に思います。

ベテラン医師までがコロナでは「思考停止」

鳥集　本来の薬のテーマに戻ると、ワクチンだけでなく、ラゲブリオやゾコーバなど、新しいコロナの治療薬が次々に出ています。レムデシビル（商品名・ベクルリー）だって、もともとはエボラ出血熱の薬だったのが、コロナに使われることになりました。こうした状況を、森田さんはどう見ていますか。

森田　正直なところ、どうでもいいと思っています。どうせ効くか効かないかわからない、「微妙」な薬ばかりですから。イベルメクチンだって同様です。否定派と肯定派に分かれていますが、正直なところ、僕はどっちでもいいと思っています。効くのであればいいことですが、そもそもコロナ自体がたいした病気ではありません。

鳥集　イベルメクチンすらいらない人がほとんどだということですね。

森田　僕はほとんど処方していません。オミクロン株の前には、イベルメクチンやステロイド、ラゲブリオを使ったこともありました。それも2、3回のことでしたが。ただ、もう今は何も使わないです。薬を出すとしたら、解熱剤のカロナール（一般名・アセトアミノフェン）だけです。

鳥集　改めてコロナワクチンについても伺います。イスラエルで最初にこのワクチンを使い出して、一度は感染の波が下がった。そうしたら、人類の勝利だと喜んだお医者さんがいましたよね。

森田　はいはい、いましたね。

鳥集　ところが、結果として今何が起きているかというと、日本は世界トップレベルのワクチン接種率となったにもかかわらず、第7波以降、世界一コロナ陽性者が出る国になり、コロナ感染死のみならず、国民全体の死者も急増しています。

結果として、コロナワクチンは期待するほどの効果はなかった。それにもかかわらず、多くの医師が無批判に新しいワクチンに飛びつきました。それを見て、どのように思いますか。

森田　日本の医学界がこれほどまでにアホで、ろくでもないものだとは思っていませんでした。もうちょっと賢いと思っていました。20年前だったら状況は違ったかもしれないですけど、医学・医療を批判的に見る思考訓練をしているはずの人たちが、軒並み「総崩れ」になってしまった。若い世代の医師たちが、コロッと騙されるのは仕方がないかもしれません。しかし、それなりに経験を積んでいるはずの大御所の医師たちまでが騙されてしまった。

「寄り道」することでひらける世界

鳥集　どうして大御所の医師までがワクチンに飛びついたのか。どうしてこんなに「アホ」になってしまったんだと思いますか。

森田　教育が悪いのかもしれません。親に言われた通り、先生に言われた通りに勉強してきた医学部の優等生の大半が、上から与えられた目の前の課題やマニュアルをきれいにクリアしていくことを目指してきた人たちなので、今回のコロナで異議を唱えることなど到底できなかったのでしょう。

鳥集　やはり、人間は寄り道をしないと気づかないことが多いのかもしれませんね。本書に出てくる長尾和宏先生も、高校卒業後、医学部に入る前に自動車メーカーの生産ラインや日雇いの土木作業現場で働いた経験があります。児玉慎一郎先生も浪人時代に、昼は日雇い労働、夜は居酒屋で働くというハードな生活を送り、高校卒業後、丸3年かかって医学部に入学したそうです。森田さんも一旦一橋大学の経済学部を出てから、医学部に入っていますよね。そんな寄り道の経験が今の仕事に結びついていたり、コロナやワクチン、新薬のことを考えるのに、何か影響していたりする部分があると思いますか。

森田　すごく大きいですね。寄り道をしないで医学のことだけをやっていたら、コロナワクチンを推進していたかもしれません。とくに僕としては、医師になってから、財政が破綻して病院のなくなった北海道の夕張で在宅医療の経験を積んだことが大きかった。夕張に行く前はまだ若くて、医学を信奉していて、マニュアル通りの医療をやることが医者の務め、くらいに思っていましたから。

鳥集　それが、夕張に行って崩れたのはどうしてですか。

森田　夕張のじいちゃん、ばあちゃんや、地域の人たちとの飲み会で教わったことがめちゃめちゃ大きいかな。医療だけの視点で見ている世界と、社会で生活している人々が見ている世界はこれほどまでに違うんだということが、そこで本当にわかったんです。

　僕はもともと文系なのですが、医学生を6年、研修医を6年もやっていると、10年以上医療の世界にどっぷり浸かることになるから、どうしてもその世界に引きずられてしまうんです。友だちも先輩もほぼ医者しかいないしね。ところが、夕張の地域の人たちと話すと、ぜんぜん違うことを考えている。彼らにとっての健康とか幸福というものは、医療界で学んだこととぜんぜん違うところにあるというのを、改めて実感することができた。「ああ、だったらそれを支えるように、医療が邪魔しないようにしないと」「薬なんて飲まなくてもいいんじゃないの」といったことを考えられるようになったんです。

「救急車に乗らなくてもよかったんじゃないか」

鳥集　夕張の人々から教わったことで、具体的に思い出せるエピソードはありますか。

森田　すごく象徴的なことがひとつあります。肝炎で肝臓が悪いおばあちゃんがいました。肝機能の数値が悪かったけど、それなりに小康状態で、家で普通に生活していたんです。ところがある時、突然悪くなった。畑で倒れているという電話を受けて僕が往診をしたら、意識が朦朧としていて、急激な悪化が予想されたわけです。その場で採血して肝臓の数値を見たら、やはりめちゃくちゃ悪くなっていた。一刻を争う事態ということで、旦那さんに話して救急車を呼び、札幌の大きな病院に送ったんです。

それから1カ月後ぐらいのことです。地域の飲み会で、その旦那さんと会いました。その時にはすでに、奥さんは亡くなっておられました。そのことは僕も知っていて、責められるようなことはまったく想定していなかったんだけど、旦那さんがすごく残念そうな顔で、「うちの嫁さんは家で死にたいってずっと言ってた。救急車に乗らなくてもよかったんじゃないか。助けてくれなんて、俺は一度も言わなかったぞ」と言われたんです。僕としては、真っ当な医療を提供したつもりなんですよ。

鳥集　そうでしょうね。

森田　だけど、僕らが考える「真っ当な医療」と患者さんの「幸せ」というのは、ぜんぜん別の次元にあるんだなということを嫌というほど痛感したんです。ただし、夕張の地域の人たちと飲み会をするような付き合いがあったからこそ、それに気づくことができた。医療現場にどっぷり浸かっている医師や看護師であれば気づかないかもしれない。

鳥集　それは僕も思います。医療現場で忙しく働いている人たち、なかでも重症のコロナ患者を受け入れている病院の医師や看護師は、重症化した患者さんばかりを見ている。とくにデルタ株以前であれば、急変して肺が真っ白になって、あっと言う間に悪くなるとか、人工呼吸器やＥＣＭＯ（体外式膜型人工肺）につながなくては救命できないようなギリギリの状態の患者さんばかりを見ているわけですよね。

森田　確かにそうですね。

鳥集　彼らにとってはそれが目の前にある現実で、それを見ていればコロナが怖いものだと思うのは当然でしょう。それに、頭に入ってくる情報は、ワクチンや治療薬に都合のいい論文の内容ばかりかもしれない。

医師も教師も「社会を俯瞰」できていない

鳥集　さらに言えば、病院で働くような人たちは院内感染を起こさないように、外に飲みに行ったり、帰省したりすることを控えるよう言われる。それって、「外の世界は汚れている」と言って密室に閉じ込め、都合のいい教義ばかりを叩き込むカルト的な宗教の洗脳の方法にすごく似ています。

一方で、僕らが暮らしている日常を見渡すと、街中でコロナで倒れている人なんて見たこともない。

森田　そうそう。

鳥集　コロナにかかっても風邪程度の症状か、重くてもインフルエンザくらいの症状で済んでいる人がほとんどで、幸いなことに、僕の知り合いでコロナによって亡くなった人はひとりもいません。もちろん、コロナで身内や知り合いが亡くなった人もいるでしょう。ですが、いたとしても、そんなに多くないはずです。だから、医療従事者も普通に社会生活を営んでいる我々も、お互いが見ている世界が実はぜんぜん違うんだということを理解しなくてはいけないと思うんです。

マスクについてもそうです。『マスク社会が危ない　子どもの発達に「毎日マスク」はどう影響するか？』（宝島社新書）という本で著者の明和政子さん（京都大学大学院教授）と対談し、マスクを着けずに学校へ行ったら授業を受けさせてもらえなかった高校生の話を紹介しました。その生徒たちが通う高校の教頭先生と電話で話したのですが、コロナ騒動の3年間、お酒を飲みに行ってないというのです。

東京の上野や新橋に飲みに行けば、誰もがお店の中でマスクなんかせずに大声で喋っているし、アクリル板なんか邪魔だから取り払われている。皆コロナの感染なんて、気にしていないんです。実際にそれを見たら、生徒たちが教室でのマスク着用や、給食や弁当の「黙食」を強いられている現状がいかにおかしいか、ということにも気がつくはずです。

しかし、医師、看護師や学校の先生たちの多くは、「飲みに行ったらコロナがうつってしまう」「クラスターを起こしたら厳しく非難される」と思って、ずっと緊張状態にあるわけじゃないですか。そのことが、医療従事者や教育関係者の認識をいちじるしく歪めてしまっているのではないかと僕は思うんです。

森田　本当にその通りです。ちゃんと社会を見るということを医療従事者や教育関係者は怠っているし、ちゃんと社会を俯瞰する能力すらほぼないですね。彼らのほとんどが、僕らの日常からはかけ離れた、特殊な世界しか見ていない。

よりよく生きて、よりよく死ぬ

鳥集　まとめになりますが、そういう意味で、薬の使い方についても、その人の世界の見方や死生観がすごく重要になると思うのですが、いかがでしょうか。

森田　非常に重要ですね。本当に効果のある薬、たとえば1型糖尿病の人にとってインスリンはまさしく必須の薬です。そのような薬も一部にはあります。でも、皆さんにとっては意外でしょうけど、そういう大事な薬はごく一部です。ほとんどの薬は統計を取ってみたら、効くのか効かないのか、その差すらよくわからないような微妙な効果しかありません。そもそも、本当に効くのであれば、統計なんか取らなくていいですよね。たとえば麻酔薬なんか、効くか効かないかなんていう統計など取っていないと思いますよ。確実に効きますから。

鳥集　確かにそうですね。

森田　もしも全身麻酔の奏功率が９割って言われたら、手術なんて絶対に受けたくないですよね。１割の人は、激痛に襲われながら、メスで切り裂かれることになる。

鳥集　本当ですね。万が一効かなかったら、大変なことです。

森田　つまり全身麻酔って、絶対に効くんです。だから統計なんかいらない。でも、統計を取らないと差が出ないような薬というのは、個人ではほとんど効果が実感できない程度の薬だということをしっかりと認識することが大事だと思うんです。だからこそ、自分にとって本当に必要な薬はどれなのかということを医師としっかり相談する必要がある。

その時に根本的に重要なのは、死生観です。こんなに医療が発達して、いい薬ができた、手術ができるようになったと言っても、人間は１００％死にます。そこだけは、けっして揺らぐことのない事実です。

最後まで医療が助けてくれるなんて思っていると、自分の人生がおかしくなって、最後は管だらけにされてしまう。だって「最後の最後まで助けてくれ」って言われたら、医者は延命させるしかないんです。でも、何をやっても根本的には治らないんですよ。脳梗塞も認知症も骨粗しょう症もほとんど治りません。管をつないで、何となく治したフリをしているだけ。

よりよく生きて、よりよく死ぬっていうところまで考えておかないと、どうしても医者や薬に頼りすぎることになる。そこをしっかり理解したうえで、医療を上手に使っていくという視点をもっておくべきだと思います。

もりた・ひろゆき●1971年、神奈川県生まれ。南日本ヘルスリサーチラボ代表。日本内科学会認定医。プライマリケア指導医。一橋大学経済学部卒業後、宮崎医科大学医学部入学。宮崎県内で研修を終了し、2009年より北海道夕張市立診療所に勤務。同診療所所長を経て、鹿児島で研究・執筆・診療を中心に活動。専門は在宅医療・地域医療・医療政策など。20年、鹿児島県南九州市に、ひらやまのクリニックを開業。医療と介護の新たな連携スタイルを構築している。著書に『日本の医療の不都合な真実 コロナ禍で見えた「世界最高レベルの医療」の裏側』（幻冬舎新書）、『うらやましい孤独死―自分はどう死ぬ？ 家族をどう看取る？』（フォレスト出版）、『人は家畜になっても生き残る道を選ぶのか？』（南日本ヘルスリサーチラボ）などがある。

第二章
新型コロナには「ワクチン」も「新薬」も必要なかった

児玉慎一郎（こだま病院理事長）

感染の収束がいつまでも見えない中、新型コロナウイルス感染症の治療薬が次々に登場し、その都度、期待が寄せられた。だが、兵庫県宝塚市で、在宅コロナ患者の診療を一手に引き受けてきた児玉慎一郎医師は、1000人以上を診療した経験から、コロナに特別な治療薬はいらないと断言する。その真意はどこにあるのか、児玉医師に話を聞いた。

コロナ治療に高価な新薬は不要

児玉　僕の知識がないだけかもしれないけど、今までコロナの治療をしてきて、ごく普通に使える保険診療内の薬で何も困っていないんです。もちろん、僕の限られた経験の範囲での話で、もっと重篤な患者さんが特殊な治療で治ったという経験をもっている医師もいるかもしれませんが、万人に使うことができて、費用の面でも負担が少ない薬で、十分通用しているんです。

鳥集　コロナ騒動後、新しい治療薬がいくつか出てきて、最近もゾコーバ[*1]（一般名・エ

ンシトレルビル フマル酸）という薬が登場しました。しかし、児玉さんが見る限り、コロナはわざわざ高価な新薬を使わなくてもまず治る感染症だということですね。

また、国民の7～8割がワクチンを打てば集団免疫ができると言われていたのに、「感染の山」が収束するどころか、第7波になって国内では世界最多の陽性者数を記録しました。過剰な期待を抱かせた感染予防効果が幻であったことは明らかだと思います。

こうした現実を通じて、過度な医療依存や医療介入が必ずしもいいものではないことに気づいた人も多いのではないでしょうか。そこで、コロナに限らず、薬とどのように向き合っていけばいいのかを、児玉さんの経験に即して話してほしいのです。

その前に、なぜ児玉さんがコロナの訪問診療を始めたのか、そこから話していただけ

＊1 ゾコーバ……塩野義製薬の新型コロナウイルス感染症治療薬。2022年7月に安全性や有効性に疑問が出て、一旦承認が見送られたが、22年11月に緊急承認された。政府は22年7月に100万人分、12月に100万人分の購入契約を結び、計200万人分を確保している。しかし、重症化リスクのある患者への有効性が確認されていない、一緒に使えない（併用禁忌）薬が多いなどの理由もあって、臨床現場での処方は広がっていない。

ないでしょうか。

児玉　僕は外科医なのですが、コロナの第1波から第3波までは、病院で中等症から重症の患者さんを診る勤務医だったんです。ところが——僕の地元は兵庫県宝塚市なのですが、第4波から関西でも感染者が激増して、どうしても入院できず、自宅に放置される患者さんが増えた。

自分の外来に来た患者さんでも、コロナで中等症以上だというのに入院することができず、近隣にあるほかの病院をあたっても受け入れ先を見つけられず、自宅に帰すしかないという症例を経験しました。それまでは訪問診療を専門でやっていたわけじゃないんですが、その患者さんを家に帰すと同時に、僕も治療を在宅でやり始めた。僕自身にとって、それは自然な行為でした。

独自のやり方だと補助金はもらえない

鳥集　第1波から第3波まで病院に勤務していたというのは、ご自身が理事長を務めるこだま病院のことですよね。

児玉　はい、そうです。

鳥集　こだま病院では、中等症あるいは重症の患者さんをどれくらい受け入れておられたんですか。

児玉　4床です。

鳥集　4床といっても、コロナの患者さんを受け入れると、感染対策のためにワンフロアを全部潰さないといけないですよね。

児玉　はい。感染対策のため、陽性者と非陽性者を分けるゾーニングをするよう保健所から指導されるので、4人部屋に1人の患者さんしか入れることができなくて、残りの3つのベッドには誰も入れられないんです。

鳥集　それは、今でもやっているのでしょうか。

児玉　近隣で病床を増やしてくれた病院があったので、僕らの病院はコロナ病床を縮小して、少しずつ平時の診療をメインにやっていく方針にしています。でも、かかりつけの患者さんがコロナで重症化した時には入院させないといけないので、その時のための病床は確保しています。でも、そういう独自のやり方だと補助金がもらえないんです

（苦笑）。

鳥集　空床補償[*2]はもらっていないんですね。

児玉　病床を縮小してからはもらっていません。でも、ずっと補償を申請しているのに、コロナ患者を受け入れずベッドを空けたままにしている病院がありますよね。僕らは、補助金をもらっておいて、後で指をさされるようなことはしたくないんです。

鳥集　本当にひどい病院がありますよね。今は、児玉さんは防護服を着ないどころかマスクすら着けないで訪問診療しているそうですが、第1波から第3波までは、コロナ専用病床を設けて、防護服も着ていたんですか。

児玉　そうです。医師も看護師も全員、着用していました。第1波から第3波までは、それが本当にいいことなのかどうかもわからずに、形式的にやっていました。そんな病棟に、僕だけ普通の格好で入るわけにはいかなかった。手術する時にも皆、手術着をカチッと身につけていますよね。「僕、なんでハゲやのに帽子を被らなあかんねん」なんて思いながらやっていますけど（笑）。

鳥集　髪の毛なんか、落ちないのにね（笑）。

児玉　そうそう。僕、アホなんで、何が本当に正しいことなのかわからないんです。言うなれば、周りに合わせるように「コスプレ」をしていたわけです。

体力が維持できていれば、ウイルスは勝手に減っていく

鳥集　ところが、第4波から入院できない患者さんが増え、自宅で診ようとなったと。最初の患者さんというのは、何歳くらいの方だったんですか。

児玉　70代後半の男性です。重症肺炎で中等症以上になったのですが、一番まずいパターンだったんです。糖尿病の持病があって、普段から活発で自立しているという患者さんではなかった。でも、僕がその日から治療したら治ったんです。

＊2　空床補償……いつでもコロナ患者を受け入れられるように、コロナ病床を空けておく措置をしている病院に対して、入院料が得られない分の補償を国が行う制度のこと。1ベッドあたり、ICU（集中治療室）だと平時の入院にかかる収入の約12倍、HCU（高度治療室）だと約6倍、通常の病床だと約2倍の補助金を得ることができる。しかし、空床補償を得ているのに、コロナ患者を十分に受け入れていない病院や、通常のベッドをICUと偽って過大に補助金を申請するなどの問題が指摘されている。

鳥集　どうやって治療したんですか。

児玉　ステロイドですね。さらに、ごはんを食べられないと言うので点滴をしました。それまでのコロナ治療のガイドラインでは、「発症から5日以上経過して、血中酸素飽和度が93%を下回らないとステロイドは適応にならない」とされていたんですが、コロナに関しては、エビデンスらしいエビデンスがないわけじゃないですか。そこで、患者に応じて使い分けは必要かもしれませんが、急性炎症を抑える一番有効な薬としては、ステロイド剤は相当優秀な治療だと思って、早期に積極的に投与したんです。

鳥集　飲み薬のプレドニゾロンですか。

児玉　それも使いますが、入院の患者さんにはデキサメタゾンを点滴したりもします。また、第3波、第4波くらいの時には、コロナ感染で起こりやすい血栓にも対応するために、ヘパリンのような抗凝固薬も使っていました。そういったことも一通り網羅しながら、できる範囲で訪問診療もやっていたんです。

　でも、オミクロンになってからは、デルタの生き残りの肺炎以外はほとんど血管性の病変は起きなくなりました。また、本人さんの免疫を早い段階で勝たせる治療を行えば、

「すべての人が治る」と僕は信じているんです。言ってしまえば、コロナといえども"風邪ひき"なので、ウイルス量が多い発症から3日くらいまでに、本人さんの免疫をぐっと上げるような薬を使うということですね。

鳥集　免疫を上げるような薬というのは、漢方のことでしょうか。

児玉　いや、やっぱりステロイドですね。でもほぼ対症療法です。まず熱があったら熱冷まし（解熱剤）を処方します。熱冷ましも医師によってはいろいろな考え方があって、熱を下げてしまうと免疫反応を起こさないからダメだと言う人や、熱を隠してしまうと症状がわからなくなると指摘する医師もいるんですが、僕はそういう考えではなくて、熱がぐっと上がる時には体力を消耗してしまうので、やっぱり感染した初期の頃は、対症療法として熱冷ましを飲んでもらって、熱を出させない方向にもっていったほうがいいと思っているんです。たとえ熱が下がっていても、診察をすれば、良くなっているか悪くなっているかはすぐにわかりますしね。

鳥集　体力を消耗しないように熱を下げたほうがいいというのは、とくに高齢者に対してですか。

児玉　そうです。患者さんの体力が維持できていれば、ウイルスは勝手に減っていく。その初期の間に、どれだけその人の体力を維持させるかが大事やと思うんです。具体的には、高熱がある時にはロキソプロフェンとか、咳が出ていれば体力を消耗しないよう咳を止める薬とか。最初は対症療法でやってみて、それでも次の日に楽になっていなかったら、早めにステロイドを使ったほうがいいと思います。

鳥集　ステロイドを使うというのは、けっこう強めの治療だと思うのですが、高齢者だったり基礎疾患があったりする人で、症状が重い場合にはとくに必要だということですね。

児玉　短期間で使う分には、ステロイドもまったく問題がないと思います。急性炎症を抑えることで、しっかりと症状緩和につながる薬なので。4波、5波と6、7、8波はぜんぜん質の違う患者さんでしたけど、やはりステロイドを使いこなすことで、ほぼ全員がよくなりました。

緊急承認薬の登場で「安心」してしまった医師たち

鳥集　児玉さんのお話に出てくるのは、ほとんどが古くからある普通の薬ですよね。

児玉　コロナで緊急承認された新薬がいくつか出ていますが、緊急承認をしないといけないほどの病気にさせているのは、患者さんのことを、医者が最初からきっちり診ていないからなんです。しっかり診る、つまりよく観察していれば従来の薬で十分対応できる病気なのに、自分たちが診ないという状況を作っておいて特効薬を求めるという。本末転倒だと感じます。

鳥集　「診ない」というのは、コロナをずっと2類相当の特別扱いから外さず、恐怖も煽られているからということなのでしょうか。

児玉　そうですね。コロナなんて、診ようと思えばどんな医者でも診ることができるはずの病気なんだけど、患者さんの経過観察をすぐ保健所に任せてしまう。6波からは、自宅療養している患者さんに電話をかけたり、初期診療だけは行ったりする医者も増えてきましたが、それまではほとんど手を出しませんでした。

もっとも、6波から外来診察で初期診療する医者が増えてきたというのは、ラゲブリオ[3]（一般名・モルヌピラビル）が登場して、それを処方できるという安心感が開業医の間に広がったからなんです。でも、それを投与された患者さんがその後どうなったのか、経過を診ていないから医者たちはぜんぜんわかっていない。緊急承認薬を出すのが「正義」だと思い込んで出しているだけなんです。

鳥集　児玉さんはラゲブリオの実力をどう見ていますか？

児玉　製薬会社の発表からすると、結果的には社会全体として「いい薬」とは言えなかったと思います。重症化予防効果といっても乏しいものですし、その一方では副作用による死者も出ました。もっと評価すべき内容があるのかもしれないですが、総合的にはあの薬の恩恵を社会で感じたことはないと思うんです。

鳥集　以前、児玉さんとお会いした時にも「実体験として、ラゲブリオには問題がある」と聞いていましたが、具体的にはどんなことがあったのでしょうか。

児玉　宝塚では、コロナの在宅療養の患者さんを診てくれる医師がほかにほとんどいなかったので、困った症例があった場合にはほぼ全例、保健所の方から僕に連絡が来るようになった。それで、市内の在宅の患者さんのほとんどを僕が診るようになったのです。

それで、最初から僕が診た患者さんは皆、僕の治療で治るんだけど、他院を受診した後に症状が悪化した患者さんを診ていると治療に難渋することがあって、コロナ感染の理屈に合わない症状が出てくる人もいる。その中に、「それってラゲブリオのせいなんちゃう?」って思われる症状の患者さんが少なくなかったんです。それが100%ラゲブリオのせいだとは断言できませんが。

コロナの薬で生じた数々の「副作用」

鳥集 コロナ感染の理屈に合わない症状というのは、たとえばどんなものですか。

＊3 ラゲブリオ……2021年12月に特例承認されたMSD社の新型コロナウイルス感染症治療薬。当初は政府が買い上げて医療機関に配布していたが、22年8月に薬価収載されて、9月から一般の医薬品と同じ扱いで流通するようになった。多くのコロナ患者に処方されている一方で、催奇形性が確認されており、妊婦や妊娠している可能性のある女性には投与が禁じられている。また、販売開始後半年間行われた市販後調査によると、約20万人に投与されて重篤な副作用が449件、死亡が31人報告されており、安全性を疑問視する声もある。

児玉　すごい倦怠感とか、消化器症状ですね。

鳥集　消化器症状というのは、下痢でしょうか。

児玉　そうです。コロナでもそうした消化器症状は併発することがあるんです。でも、そんな症状が最初から出るのならわかるけど、後から出てくることってあんまりないなと。ラゲブリオを飲んだ時は症状がよくなっているのかもしれないけど、「全身状態」はよくなったはずなのに、何日間か薬を飲み続けた後に悪くなるというのを考えると、やっぱり薬のせいちゃうか、と。

そもそも、コロナに感染しても数日経てばウイルス量は確実に減っていくはずなので、それでも悪くなるというのは、やはり治療内容に問題があったのではと感じることが多々ありました。そういうケースにおいては、すべてではないにせよ、ラゲブリオを飲んでいる人が多かった。

もちろん、ラゲブリオを飲まなくても、コロナにかかってちょっと体力が落ちたために、併発疾患として違う症状が出てきた可能性は十分に考えられます。僕も、これは確実にラゲブリオの副作用だとか弊害だというふうに、言い切れる自信はないんです。ないけれども、そもそも薬を飲まなくても治っていたはずの人たちなのに、治っていない。そうしたことが念頭にあるので、どうしても色眼鏡で見てしまうんです。

鳥集　倦怠感や下痢というのは、けっこう重いものなんですか。

児玉　そこまで激しい、たとえば入院を要するような症状になった経験はありません。ただ、なぜか全身状態が悪くなる人が多いように感じます。そもそもラゲブリオは、効能書きを見ると「感染当初」に飲まなければあまり意味がないのですが、発症日から何日か過ぎても出している開業医の先生がいる。

鳥集　漫然と出し続けているんですね。

児玉　薬を出したら出したで、その責任を感じてほしいんです。最後まで自分で診てくれるんやったらいいけど、何だかもう、僕なんかがその尻拭いに奔走しているという印象で……。そんなんやったら保健所から連絡を入れてもらって、僕が自分で駆けつけて最初から診たほうがよっぽど気楽、というか。

鳥集　ラゲブリオのような抗ウイルス薬って、感染初期に使わないと、ウイルスが減ってから使ったところで意味がないですもんね。

児玉　そうなんです。発症から数日と、１週間も経ってからとでは、病態がぜんぜん違いますから。

鳥集　ラゲブリオだけでなく、今度はゾコーバという薬が出てきました。先ほど、開業医の間で一種の安心感が広がったという指摘がありましたが、新しい薬が出て開業医も患者を診やすくなったから、そろそろ５類にしていいんじゃないかという主張を目にしたこともあります。

児玉　そうは言っても、すべてが「特例承認」なんですよ。そもそも特例承認って、緊急事態下だから許されるんですよね。でも、病気自体の質を考えると、そこまでの緊急事態にはなっていない。かつ、安全性の確立が一番大事じゃないですか。特例承認された薬の中で、安全性が確立されたものはひとつもないと僕は思っています。ほかに対案がないのであればその薬に頼ればいいけど、対案だらけじゃないですか。どんな薬を使っても成績が悪い病気だったら、特例承認の薬に賭けてみようと思うのはわかるんです。でも、コロナの場合はそれに賭けなくても、早期からきちんと診ていれば、従来の薬でほとんど治せると僕は思っているので。

医師も患者も薬に依存してしまう

鳥集　ゾコーバだけでなく、インフルンザの特効薬かのように思われているタミフルもそうですが、臨床試験の結果を見ると「8日とか9日ある発症期間が、半日かせいぜい1日短くなりました」くらいの感じですよね。しかも、臨床試験の結果ですから、コロナやインフルエンザの患者さんが飲んで、本当にその通りに治るのかどうかもあやしい。

それなのに、ゾコーバは承認前から政府が100万人分買う約束をしていて、特例承認後にさらに100万人分を購入する追加契約をしているんです。つまり、200万人分もの在庫を確保したわけですが、どう思いますか。

児玉　それを買うお金って、全部税金でしょう。誰がどうやって承認して、購入する権利があるのか。百歩譲って、国民のために効果のある薬は十分な量を確保しておく必要があるという考えもあると思うのですが、やっぱりほとんどは製薬会社との利権だと思うんですよ。

コロナワクチンも、アメリカのワクチンメーカーの利益になっているし、メディアもワクチンメーカーから広告費をもらっている。それで大手メディアが、国民にワクチンを打つよう洗脳した。本当に治せない病気、怖い病気であったら、もちろん特例承認のワクチンや治療薬に頼らないといけない場合もあると思いますが、大半のケースにおいては、もっと大事な「優先順位」があるのではないですか。

鳥集　ラゲブリオの登場で開業医が安心感をもったというお話がありましたが、ゾコーバもそういう側面がありますよね。つまり、この薬があるから、コロナ患者を診ることができると思うわけです。しかし、医師側の問題として、そもそも新しい薬に頼らないと病気を診ることすらできないのか、と思うんです。

児玉　昨年、地元の医師会の集まりに呼ばれて、ちょっと顔を出しました。そうしたら皆口々に、「ゾコーバさえ出たら、また世の中変わるかもな」なんて言うんです。僕の考え方とはまったくかみ合わない。

　自分たち医師がコロナに〝参戦〟していくには、やはり〝武器〟がいると思い込んでいるんだけど、その武器というのは見かけ倒しなんです。でも、ゾコーバがいいって洗脳されたら、ほとんどの患者さんが求めるかもしれない。そして、それを出せば患者さんの期待に応えることができる。その一方で、「その薬を使わなくても、こうすれば治るんですよ」と患者さんに言える自信がないんですよね。

鳥集　それは、自分で治療を完結したことがないし、新しい薬を使わなくても従来の薬で十分だ、ということを知らないだけなんですよね。

児玉　そうです。治療経験がないし、情報ももっていない。

鳥集　もちろん、患者側の問題もあると思います。たとえコロナに感染しても、軽症であれば薬なんてなくても治る。イベルメクチンであれ何であれ、薬に頼る必要などない。それにもかかわらず、ラゲブリオもゾコーバもそうですけど、新薬のほうが優れていると思い込んでしまう人たちがいる。

　本来は、その人に薬が必要なのかどうかを診断し、いらないのであれば「飲まなくていい」と患者に言ってあげるのが医師の役割だと思うんです。でも、患者側も「薬はいらない」と言われると、「薬をもらいに医者のところに行ったのに、なんやねん」みたいなことになるじゃないですか。

児玉　医師として自分が責任をもつ以上、患者さんの要求に応えることも大事なんだけれども、その薬剤を使うことで生じる責任もある。だから僕は、「僕の治療でちょっと試してみてください」って患者さんに頭を下げて、「この薬を試してみて、悪くなったらまた相談しましょう。でも、僕は最後まで責任をもって、すべて安心できるようになるまできっちり治療しますから」ということを、できるだけ柔らかく伝えるようにしています。

「全年齢、ワクチンはいらん」

鳥集　ところで、コロナワクチンについては、どのような方針だったんですか。

児玉　ワクチンが最初に出た時は、病院の前に大行列ができて、罵声(ばせい)まで浴びせられました。ワクチンの在庫が切れて打てなかった人に、「こんな病院はもう、つぶれてしまえ」とまで言われて。まるでゾンビ映画のようで、それはもう怖かったですよ。

鳥集　こだま病院でもワクチン接種はしていたんですね。

児玉　そうです。当初はやっていました。今でも、一部の高齢者施設から頼まれて、接種はしています。でも、子どもや若い人には絶対に接種しません。

僕は個人的に、「全年齢、ワクチンはいらん」と思っているんですが、市自体が接種を推奨している中で、いろいろな問題があって、病院全体として接種を完全にゼロにすることは難しいんです。こだま病院としても、地域医療の枠組みの中で、医師会会員として何十年も活動してきました。ワクチンのことだけで、そこから完全に距離を置くことはできないのです。

鳥集　長尾和宏先生も、地域や医師会の付き合いがある中で、ワクチン接種をやらないわけにはいかなかったと話していました。2回目までは3000人限定で接種したそうです。それに、理事長の児玉さんが「いらん」と言って打たなくても、スタッフの中には打たないと心配だという人もいたでしょう。

児玉　病院のスタッフは、僕以外のほとんどが打ちました。その様子を見ていて思ったことがあります。それは病院という、それぞれの人が資格をもって働いてくれている集合体の中では、理事長である自分が「これが正しい」と思ったことについても、スタッフはそれぞれの思いで動く部分が多いということ。違う場面では、それがいい方向に働くことも多いですから、やっぱり難しいなと。

鳥集　皆が画一的に同じところに向かうよりも、いろいろな角度から見てくれたり、いろんな考えがあったりするほうが、通常はいい面が多いですよね。

児玉　そうなんです。でも皆、明らかにこのワクチンのおかしさに気づいてきています。4回目、5回目と進むにつれて打たない人が増えてきて、「周りにも勧めんとこう」という風潮が広がってきているのは確かです。

「全国民がワクチン打て」という風潮はおかしい

鳥集　児玉さんご自身は結局、コロナワクチンを打たなかったわけですね。その一番の理由は何だったのでしょうか。

児玉　僕も僕なりにコロナに関する論文をたくさん読んだのですが、その中で上久保(かみくぼ)靖彦[*4]先生の最初の論文が一番しっくりきたというのが大きいですね。

鳥集　新型コロナの市中感染が確認される前から、国内では中国の観光客なんかと一緒に弱毒タイプのコロナウイルスが入って、流行っていたんじゃないかという説ですよね。

児玉　そうです。先に弱いウイルスが来てくれていたから、日本人は集団免疫がすでにできていて、皆ワクチンを打ったのと同じ状態だったのではないか。それに、僕は当初から積極的にコロナの患者さんを診ていたけれど、やはり死亡率は非常に低かったんです。

そうした低い死亡率の病気に対して、「全国民がワクチン打て」という風潮が、何かおかしいと感じた。自らの免疫力を信じていたので、自分を守るために打つという考えには、自分自身の嗅覚では至りませんでした。

それに、そもそもコロナワクチンの接種というのは、任意じゃないですか。でも、任意の空気がなくなっていることも、とてもおかしいと感じました。半強制的だったうえ、次第にワクチン差別や風評被害まで見えてきた。そういった空気に、1ミリたりとも僕は便乗したくありませんでした。やはり自分の嗅覚ですね、半分は。

＊4　上久保靖彦……京都大学大学院医学研究科特定教授を経て、2022年10月から千葉県がんセンター研究所・発がん制御研究部部長。20年5月に、新型コロナウイルスのパンデミックに関して、日本で感染者数や死亡者数が欧米諸国に比べて少ないのは、弱毒タイプのコロナウイルスが先に流行しており、日本では集団免疫が確立されているからという仮説を論文として発表し、話題となった。

鳥集　mRNAワクチンという薬剤の仕組みそのものに対する疑問よりも、そういう社会的な風潮に対する違和感のほうがむしろ強かったということですね。

児玉　はい。しかも、根底にあるのが緊急承認じゃないですか。ワクチンを打つことで、「医者が助かる」と思った医者も多かったと思うんですよ。それで感染者の数を減らして、自分たちがコロナを診る確率を減らそうという。だから結局、すべてが本末転倒なんです。

　インフルエンザの予防接種だって、打ったところで重い副反応や後遺症はまずありませんから、百歩譲ってまあ仕方がないかなと思うんです。ただ、日本では毎年平均5000万人くらいが打っていますよね。でも、それで国内のインフルエンザの流行って、本当に抑えられているでしょうか。そういった効果の検証もまったくない中で、毎年、当たり前のように行われている。おそらくコロナも、そういう毎年の接種にもっていきたいという思惑があったのではないかと思うのです。しかし今、日本で起こっている社会現象が、ちょっと僕自身には納得できる状況ではない。それが陰謀論だと言われたら、そうなのかもしれないけど、あまりにも不自然だと感じるんです。

鳥集　「全体主義的なムード」と表現したらいいのでしょうか。

児玉　それを社会的な思惑で、今の若い世代に押しつけているじゃないですか。だからすごく将来を憂えてしまうんです。

重症化するのはブースター接種している人

鳥集　コロナに関して現在、起こっていることを改めて話してほしいのですが、ワクチン推進派の医師の中には、今重症化しているのは未接種の人ばかりだと言う人がいます。しかし現実的には、呆れることに、国は接種者と非接種者の陽性率や重症化率をフェアに比べられるデータを取っていません。したがって、本当のことはわからないのですが、現場の実感としてはどうですか。

児玉　僕自身が見ている範囲は限られているわけですが、カルテを見ると、僕が訪問診療に行った患者さんの数は、この1年だけでも1000人以上になるんです。訪問診療だけでですよ。入院や外来診療を含めたら、もっと数が多くなる。そんな僕の経験から言うと、重症化するのはブースター接種している人のほうが圧倒的に多いです。

鳥集　もちろん、重症化する人の中には、未接種の人もいるわけですよね。

児玉　います。でも、未接種の人って、国民全体の2割以下じゃないですか。その割合を大きく超えるほど、未接種の人が重症化しているわけではありません。しかも悪くなっている人というのは、高齢者ばかりなんですよ。高齢者の未接種者と接種者を比べたら、断然接種している人のほうが悪くなっています。

未接種の高齢者というのは、「自分は元気やからいらんわ」って思った人が多いかもしれない。ということは、未接種の重症者が少ないというのは、もともと元気だから悪くなっていないだけかもしれません。でも、少なくとも重症化予防というのであれば、打った人が重症化するのを予防できなければダメですよね。

感染率に関しても、未接種者は病院に行かないから少なく見えているだけだという人もいますが、コロナの患者さんを1000人以上診てきた経験から言うと、未接種者が感染者の2割以上を占めているとは思えないんです。未接種の人がどんどん感染しているのであれば、やはり3割、4割くらいを占めていないとおかしいですよね。でも、僕が見ている現実においては、間違いなく（未接種者は）2割以下です。

鳥集　接種者のほうが、未接種者よりも感染しやすくなったり重症化したりしているのなら、ＡＤＥ（抗体依存性感染増強）あるいは免疫抑制が起こっているんじゃないかと考えられますが、児玉さんはどう思いますか。

児玉　僕はくわしい学問的な内容はわからないのですが、明らかに帯状疱疹やヘルペスを発症する人が増えているし、何人か急性の副腎不全になった人も診ているんです。ワクチン接種後にそうなったんですよ。そうした患者さんを診ていると、明らかに体の免疫反応がおかしくなっていると感じるんです。

ワクチンの後遺症を訴える人もたくさん診ているので、後遺症の症状のようにはならなくても、何かの病原体に感染した時に、自分の正常免疫を発揮できなくなっている患者さんがやはりいると思うんです。だから、ブースター接種を続ければ続けるほど、日本でだけ感染者が増える。第7波になって、陽性者数が世界一になったわけじゃないですか。国民がどんどんワクチンを打つことで感染しやすくもなったし、それが死者を増やしている一番の理由かなと思っています。

コロナを「怖い病気」にしたい大手メディア

鳥集　テレビやネットのニュースに出てくる専門家たちの中には、第7波になって、どうしてこれほどまでに感染者も死者も増えたのかと問われて、「実は、隠れコロナ感染が増えているんだ」とコメントする人もいます。オミクロン株になって重症化率は下がったけれど、感染する人の数が増えたから死ぬ人も増えたのだと。また、高齢者はコロナ感染が〝最後の一押し〟になって亡くなる人が増えていると言うのですが、どう思いますか。

児玉　結局、コロナを「怖い病気」にしたいんでしょうね。でも、どこまで正確なのかはわかりませんが、データを見る限り、重症化率はインフルエンザを下回っていると思います。テレビやネットのニュースに出て、そういうことを公言するのであれば、きっちりデータを提示して言ってもらわないと無責任ではないですか。

鳥集　「隠れコロナ陽性者がたくさんいるんだ」と言うのであれば、どういう根拠に基づいてそう言えるのか。また、それによって本当に死者が増えているのか、データを示して言わない限り、それは憶測に過ぎませんからね。

児玉　僕自身も、データを揃えて何かをきっちり提言する立場の人間ではないので偉そうなことは言えないのですが、少なくとも、僕の地元では軽い症例から悪い症例まで、ほとんどすべての情報を知っているんです。保健所と連携してずっと診療をやってきたから、どんな症例が集まっているのか、リアルタイムで数値がわかる。

病院内部にも足を運ばない、保健所にも立ち入らない、そういう医師や専門家たちというのは、そうした現実を見ていませんよね。彼らの言う「隠れコロナ」の人たちが野垂れ死にしているのか、病院に来て亡くなっているのか、どういう最期を遂げているのか、僕にはまったく見えません。それが世の中の死者を増やしていると言うのであれば、それが「コロナ」だという根拠は何なのか。あまりに飛躍しすぎているように僕には思えます。そんな言説を聞いて、果たして皆、「あ、そうなんや」って納得しているのかな。

鳥集　そういうテレビやネットのニュースを見ると、ワクチンの「ワ」の字も出てこない。ワクチンのことを意図的に皆の意識から逸らそうとしているようにしか、僕には思えないんです。

児玉　そうなんです。結局、コロナを過剰に怖がらせることで、国民にワクチンを打たせようとめちゃくちゃ動いてきた悪しき集団があると僕は思っているので。大手メディアでコメントをしている人たちは、その片棒を担いでいる部分もあるんじゃないでしょうか。

「エビデンスから外れる医療」とは

鳥集　本気で「コロナが怖い」と思っている医療従事者は、どれだけいるのでしょう。児玉さんは訪問診療をしながら、僕らとも居酒屋で乾杯したりしています。しかも現実に、飲食店ではほとんどの人がマスクなどせずに、食事しながらワイワイ喋っているわけじゃないですか。そういう生活の場に足を運べば、現実世界でどういうことが起きているのかがよく見えるのですが、ずっと大きな病院でコロナの重症病床を担当している医療従事者だと、外出して飲食店で食事すること自体、控えるように言われている。

児玉　そうですね。

鳥集　さらに、重症病床に入る患者さんといえば、当たり前ですが重症化した人ばかりです。そうした特殊な環境に身を置いて世界を眺めていて、しかも、飲みに行くことも帰省してお年寄りに会うことも禁じられている。これって、オウム真理教や旧統一教会と同じで、「外の世界は汚れている」と言って信者を閉じ込め、その教義を一方的に頭に叩き込み、洗脳しているのと同じだと思うんです。

児玉 それはもう、間違いなくあると思いますね。お医者さんって、そもそもが世間知らずの人が多いんです。僕自身もそんなに偉そうなことは言えないのですが、1人を診たら1000人診たのと同じ感覚に陥ってしまう。自分が経験したひとつの事例を、周りのことすべてにも当てはめなくてはいけないと思ってしまう人が多いと思います。

たとえ自分が重症化した患者さんを診ていたとしても、医療の垣根を飛び越えて、家庭や学校で過ごす子どもたちはいつも何をしているのか、飲食店を経営している人たちが何を思っているのか。そういったところまで見て知って、全体のバランスを考えて発言できるお医者さんというのは立派だな、と思うのですが、やはり自分の狭い経験の範囲だけですべてを語ろうとする人が少なくない。もちろん、僕にだってそういう側面はあります。

「自分の経験ではこうだから、これが真実だ」と思うことも大事ですが、それが社会にどういう影響を及ぼすのか、権力をもつ人や発言力のある人ほど、慎重にならなくてはいけない。ものすごく怖い症例を診たから、そのまま「すごく怖いよ」と言うことが、果たして社会全体のためになるのかどうか、よくよく考えてほしいと思うのです。

鳥集 訪問診療をしていると、社会の様子や患者さんの日常の生活まで否応なしに見ることになりますよね。その体験というのは、自分が医師として見ている世界を相対化する契機になるのでしょうか。

児玉 そう思います。救急車で運ばれる患者さん以外にも、いろいろな事情や考え方をもつ人がいる。いろいろな人がいて、それに合わせていくと、「エビデンスから外れる医療」をすることのほうが多くなるのです。一方、重症化病棟では、点滴のやり方ひとつ取っても、すべて決まっている。こういう病態だったらあの薬、こういう病気に対してはこれ、という考えに染まっているのです。でも、日常的な診療ではエビデンスが当てはまらない人のほうが多いし、コロナ感染に関して言えば、重症化した人というのはごく一部です。その一部だけを見て、治療内容や病気の怖さについて声高に語ったところで、社会に対してのバランスは何も取れないんです。

ワクチン接種後に肝臓の数値が急変

鳥集　コロナワクチンに話題を戻すと、児玉さんはワクチン接種後にずっと体調が悪いという人を診ていると思うのですが、いわゆる「ワクチン後遺症」の患者さんを何人くらい診ていますか。

児玉　何人いるやろな……。「隠れた人」も、実はたくさんいるんです。僕がワクチンの後遺症だと思って、ご自身でもそう自覚している人に限ると、50人も診ていないかもしれない。

鳥集　それでも、40～50人はいるということですか。

児玉　それくらいの人数は診ていると思います。逆に、僕はワクチン後遺症だと思っていないのですが、自分でそうだと信じ込んでいる人もいます。そういう人も含めた数ですね。

でも、そういえば、先々週もうちの病院の救急に重い肝機能障害のある人が来ました。

60代の男性でしたが、もう急性肝炎ですね。ワクチンを打って2日目に熱が出た。それで、あまりの高熱だったからしんどくて、病院に来たんです。血液検査をしたら、肝臓の数値がめちゃくちゃ悪かった。それでもご本人は、普通の副反応だと思い込んでいる。これって、とても恐ろしいことです。世間の大半の人は、ワクチンを打った後の発熱は単なる副反応だと思っているでしょう。でも、こうした現実を見ると、ワクチンを打った後に、いろいろなよくない反応が起きているんじゃないかと思うのです。

鳥集　その男性はたまたま自分で病院に行って、検査をしたから急性の肝障害が起こっているとわかったけれど、ワクチン接種後の高熱によって、実はどこかの臓器がダメージを受けている可能性がある。それに気づかないままでいる人がたくさんいるかもしれないですね。

児玉　そうなんです。こうした事例は氷山の一角じゃないかと僕は思っていて、その男性だけが特別ではないと思うんです。これほどすさまじい反応があるということは、たとえ接種の直後に熱が出なかったとしても、後で何かあるんじゃないか。こんなこと、僕は経験したことがないので。

鳥集　先ほど、急性の副腎不全も経験したというお話がありましたね。ワクチンの影響と思われる事例では、ほかにどんなものがありましたか。

児玉　そうですね。たとえば、皮膚の尋常性乾癬（かんせん）があります。その方は30代なのですが、今まで皮膚のアレルギーのようなものはなかったそうです。3回目の接種が終わってから発疹が出だして、最初はヘルペスかなと思ったけれど、皮膚科に行ったらぜんぜん違うと言われて、長期にわたってステロイドと軟膏の治療をしている人がいます。定期的に僕の外来にも来るようになったのですが、その人もワクチンによる後遺症の可能性については一切疑っていないんです。「なんでこんなんになったんやろう」って。

ワクチンが原因だとわからないと治療できない症例もあるんです。その人は皮膚科的な対症療法を続けて、少しずつよくなっているので、ワクチンが原因かもしれないと理解してもらう必要はないかなと思っているのですが、100％の証明なんてできないけれど、やはり、ワクチンが疑わしいと思わざるを得ない症例は多いです。

後遺症で「歩けない」「眠れない」

鳥集　僕が『薬害「コロナワクチン後遺症」』（ブックマン社）でお話を聞いたワクチン後遺症の人たちでは、胸痛、呼吸困難感、倦怠感、歩行障害といった症状を訴える人が多かったですが、そういう人はいませんか。

児玉　全身痛や倦怠感がずっと抜けないという人がいます。それから、歩行障害、不眠、浮遊感も多いですね。集中できなくて、授業を聞いても頭に入らない、主婦（主夫）であれば家事ができない。日常生活が今まで通りに送れなくなった人がほとんどです。

鳥集　集中できないというのは、ブレインフォグみたいな感じでしょうか。

児玉　そうですね。「集中力がぜんぜんないんです」と言って、どうしてそうなったのかわからない。すごくふらふらするし、そのうえよく眠れない。診ている人の半分ぐらいは精神科に行って、たくさん薬をもらって、余計ひどくなっている。

鳥集　ワクチン後遺症であっても、保険診療内でだいたい治療しているというお話でしたが、具体的にどのようなことをしているんですか。

児玉　まずは多剤服用の解消です。たくさんの薬を飲んでいる人には減薬します。眠れないとかふらふらする人たちが精神科に行って、いろいろな薬をもらっているんですが、どんな抗精神病薬もふらふらの原因にはなるので、そのあたりの薬はどんどんカットしていきます。

鳥集　具体的には、どんな薬が出ていますか。リスパダール（一般名・リスペリドン）とかでしょうか。

児玉　抗精神病薬ではリスパダールやエビリファイ（一般名・アリピプラゾール）。それから、眠れないという人に、ベンゾジアゼピン系の抗不安薬・リボトリール（同・クロナゼパム）やハルシオン（同・トリアゾラム）などが出ていることが多いです。僕も専門ではないのでそこまでくわしくないんですが、精神科の薬の相互作用というのは、やはり多剤を飲んでいるとよくないと思うんです。病院側は、安全だと思って出しているのかもしれないけど、それが本質的な治療にはなっていないので。

鳥集　もともと抗精神病薬を飲んでいたわけではなく、ワクチン接種後に出てきた症状によって飲み始めたという人が多いんですか。

児玉　そうですね。ただ、もともと精神科や心療内科にかかっていて、「ワクチン後遺症になった」と外来に来る人も何人かはおられます。

鳥集　僕が取材したワクチン後遺症の患者さんたちは、最初は大きな病院に行って検査を受けるのだけれど、一通りの検査で異常が見つからなかったために「精神的な問題」と決めつけられて、抗うつ薬などを処方されたという人が多いです。児玉さんのもとを受診する人たちも、そのような感じですか。

児玉　今まで飲んでこなかった人で、精神科の薬を飲むようになったという人は、そういうきっかけが多いですね。医師としては、精神を安定させてあげようと思って出しているんだと思うんですが、それがその人が困っている症状の本質的な改善にはつながらなくて、逆に悪さをしてるんです。薬で気持ちが和らいで後遺症も治ったという人がどこかにはいるのかもしれませんが、僕自身は経験したことがありません。

鳥集　薬を少しずつ減らすと、やはり違ってきますか。

児玉　精神を「自分に戻す」ことが大事だと思うんです。医療に対する不信感や将来どうなるのかといった不安感を、僕と診療を共にすることで、必ずいい方向に切り替えていく。まずは、その前向きな気持ちを感じてもらわないと。医師と協力して治療していくという前向きな意思をもってもらうことで、よくなっていくはずだと思うんです。

鳥集　ワクチン後遺症には、倦怠感、不眠、浮遊感、歩行障害などいろいろありますが、そういった症状も、保険適用の薬で対応していけるものなのですか。あるいは薬なしで、別のことをやれば治るのでしょうか。

児玉　脳循環改善薬、抗めまい薬、漢方といった比較的安全な薬を優先します。

鳥集　漢方は、どんなものを使うんですか。

児玉　全身痛がある人であれば筋肉をほぐす芍薬甘草湯（しゃくやくかんぞうとう）であったり、ごはんが食べられないという人には神経性胃炎に効能がある安中散（あんちゅうさん）など。芍薬甘草湯はよく使いますが、それだけでよくなった人もいます。整形外科で疼痛（とうつう）治療薬のリリカ（一般名・プレガバリン）やトラマール（同・トラマドール塩酸塩）を出される場合も多いんですが、それらがまったく効かなかったのに、芍薬甘草湯だけでよくなった人もいます。その神経性の痛みが中枢（脳および脊髄）からくるものなのか、末梢神経からくるものなのかによっても変わってきます。たとえば、末梢神経系の痛みにはビタミンB12製剤をよく使います。どこまで効くかはわかりませんが、飲まないよりはマシかなと思いますし、何よりもリリカやトラマールより安全ですから。

「解毒」においては薬に頼るべからず

鳥集　ほかには、どんな治療をしますか。

児玉　細かい血液検査をすると、たとえば「ビタミンDが非常に低い」というように、栄養に問題のある人もいます。若い女性だと、偏食があってそれが症状を悪化させているケースもある。そういう人に対しては、食事指導をします。もっと魚介類や肉を食べなさい、って。それでのちにデータを測ると、やっぱり数値がよくなっているんです。それに、健康的な生活に変えていくと、社会的にも気持ちが明るくなっていきますよね。

基本的に、薬で引き起こされた後遺症に対して、薬で対応するのは二の次だと僕は思ってるんです。リハビリをしてもらったり、うちのスポーツジムに来てもらったり、あとは僕が喋って笑ってもらうとか（笑）。そうやって、日常に引き戻してあげなくちゃならないと思うんです。それに、的確な表現かどうかはわかりませんが、そうやって「解毒」をしている間に、どんどん症状が悪くなる人はほとんどいません。

鳥集　児玉さんは講演会でも、「ワクチン後遺症は必ずよくなる」ってよく話していますよね。

児玉　僕が本当の重症者を診ていないだけかもしれませんが、僕の見えている範囲では、少しずつよくなっている人がほとんどです。いろいろな方法を駆使してワクチンを打つ前の状態に戻ってもらうことを、本人に会うたびにひとつずつ積み重ねているという感じですね。

鳥集　倦怠感がある、体力がないという人には、漢方では補中益気湯や十全大補湯を使うとよく聞きますが、そのような薬も処方しますか。

児玉　そうですね。ただ、なんでもかんでも対応していると、薬が増えていく一方なので、僕は1週間経って効果がなかったら、すぐにその薬はやめます。やってみないとわからないから試してみるけど、その人に「合う合わない」というのもあると思うんです。同じ効能でも、その人に合うかどうかは数字ではわからない。あなたがどう感じているか、ということだけを基準にしたらいいからって伝えています。

一方で、精神科の薬なんか、効果が出てないのに何カ月も処方を続けているケースが多いでしょう。なんでもメリハリが大事じゃないですか。だからこそ、後遺症患者さんには、できる限り何カ月も処方するのではなくて、その人にとって大事な薬だけに限るようにしています。たとえば、自分で症状の様子をノートに記録してもらい、1週間後くらいにまた外来に来てもらって、「楽な日が1日増えました」と言われたら、「めちゃくちゃよかったやん！　じゃあ、来週は（楽な日を）2日に増やしましょう」という感じ。それで、効果がなかった薬はどんどん省いて、次はこれを試してみよう、という試行錯誤を重ねています。

鳥集　効かない薬はやめるというのは、とても大事なことだと思います。「服薬アドヒアランス」という言葉がありますよね。薬を途中でやめないで、決められた通りに飲みましょうという。これって、製薬業界が言い出したことなんじゃないかと思うのですが、医師の中にも処方した薬は決められた期間、ずっと飲み続けてもらわなくては困るという思い込みがけっこうあるのではないでしょうか。

児玉　相当あると思います。それこそが「エビデンスお化け」なんですよ。患者さんは100人いれば100人違うので、今やっている治療がその人にとって本当に正しいことなのか、今出されているその薬で本当にメリットがあるのか、そこを評価するのが医者の役目やと思うんです。「ガイドラインにこう書いてあるから、皆にそれを当てはめないといけない」というのは、本末転倒ではないかと。

やっぱり一番大事なのは、目先の現実が改善されているかどうかだと思うんです。10年後を見据えた予防的な治療もありだとは思うんですが、ワクチン後遺症の患者さんに関しては、昨日今日どころか1時間後も大切なので。

「コロナ後遺症」は勘違いの可能性も

鳥集　ワクチン後遺症だけでなく、コロナ後遺症についても話題になっていますよね。最近になって、テレビやネットのニュースで、より盛んに報道されるようになったと感じるのですが、いちじるしい倦怠感とか、集中力の低下といった症状は、ワクチン後遺症と非常に重なる部分がある。ひょっとすると、コロナ後遺症と言われているけれど、実際にはワクチンの後遺症ではないのかと疑うのですが、児玉さんはどう思いますか。

児玉　僕が診ている範囲では、コロナ後遺症の人はゼロです。ワクチンを打っていない状態でコロナにかかり、そのために生活の妨げになるような症状が延々と残っているような人はいません。未接種の人で「何だかずーっと味覚がおかしくて、これはたぶんコロナの影響やと思うんやけど」と言う人はいます。でもそれって、コロナという意識があるから生まれている部分もあると思うのです。そうした症状が数カ月と長引く人もいますが、それは「後遺症」とは言わないと僕は思うんですよ。

でも、ワクチンの後遺症って、コロナ感染とはぜんぜん違う症状が出ているじゃないですか。実は、ワクチンを打っているのにコロナに感染して、それを契機に違う症状が出てきた人が「自分はコロナ後遺症だ」と勘違いしている場合も少なくないと思うんです。体の免疫反応なので、接種した直後には問題がなくても、コロナ感染を契機にワクチンの悪影響が出始めるということもあるかもしれない。テレビに出ている人は、それを「コロナ後遺症」と言っているのではないかと。

鳥集　ワクチンを推進した人たちや積極的に接種した人たちは、ワクチンが悪さをしていると思いたくない、あるいはそういった発想が抜け落ちているから、そうやって「ワクチン後遺症」を「コロナ後遺症」に置き換えようとしているのかもしれません。

児玉　そうですね。後遺症に苦しんでいるご本人がどう思っているのかはわかりませんが、テレビなど公の場でコロナ後遺症のことを言う人は、今、鳥集さんが言っていたような考え方の人が多いと思います。「コロナ後遺症でこんなに困っている人がいる」という臨床現場はないはずですよ。僕の周りのお医者さんに聞いても、コロナ後遺症って、僕は本当にゼロだと思っています。感染によって体力がちょっと落ちたり、その症状が長引いたりしているだけだから、後遺症とは違うと思うんです。

鳥集　ただ、接種後に起こった長期的な体調不良を、ワクチンが原因だと証明することも難しいですよね。

児玉　証明はできないのかもしれませんが、「ワクチンを打ってこんな症状が出ている」ということであれば、真っ先にワクチンの後遺症が疑われるじゃないですか。結局、ワクチンというのはコロナ感染を疑似体験させるわけですから、人為的に何度も感染させるようなことをやって、その結果、平時に比べておかしくなった症状については、やはりワクチンが絡んでいると考えるのが自然やと思うんです。そもそも、ワクチンではなくウイルスに感染して後遺症が出ていると言われても、すごく弱毒化していますから、原因としては考えづらいですよね。

鳥集　そうですよね。矛盾だらけだと思います。

児玉　コロナで間質性肺炎になってしまい、肺の容量が減って常に酸素が必要になった患者さんもいます。それって、コロナの後遺症なのかもしれないですけれど、その人もワクチンを打っていますからね。打っていなかったら、そうはなっていなかったかもしれない、と思わざるを得ません。

病院が一種の洗脳装置に

鳥集　ワクチンと関連性があると考えられる疾患や悪化のケースについて、すでに1000を超えるような症例報告の論文が世界中から出ています。また、国内の学会でも、少なくとも300を超える症例の報告が行われています。それこそ、児玉さんが経験された急性肝炎や副腎不全の症例も報告されている。やはり多くの医師たちが、ワクチンの薬害には確実に気づいていますよね。

児玉　それなりの症例があるからこそ、自然とそうした報告が出てくるんです。ただ、コロナを診ているお医者さんがまだ少ないので、気づいていない人のほうが多いのではないでしょうか。

鳥集　その一方で、政府から「6回目を打つように」というお達しがあれば、医療従事者たちはまだこぞって打ち続けるのでしょうか。

児玉　医療従事者は3回目、4回目を打った人が半数を超えているだろうと思います。でも、回数を重ねるごとに打つ人の数は減っている。その影響について気づいている人が増えてきているのは確かでしょう。

鳥集　何が問題なのかというと、ワクチン接種後の有害事象に関する症例報告がたくさん出ていて、医師も打つのをやめる人が増えてきているのに、社会に対して「このワクチンで被害を被った人がたくさんいる」とは言わないことです。それどころか、いまだにメリットがデメリットを上回っていると言い続けている。

児玉　医師に対する信頼をここ数年で失ってきたという自覚がないんですよ。大きな病院に勤める医師ほど、「今、社会の風潮がこうなっている」という嗅覚をもてないんです。

鳥集　先ほども言いましたが、病院が一種の「洗脳装置」のようになっているからかもしれませんね。

児玉　医療現場だって社会とつながっているのに、患者さんの側のニーズに合わせるということができなくなっている。コロナ騒ぎになって「医療従事者に感謝」という言葉が説得力をもった瞬間も一時的にはあったと思いますが、もはやそういう状況ではなくなってきています。そもそもそうした危機感があったのなら、「コロナ前の日常に戻そう」とか「ワクチンを中止すべき」という声を、もっと早くに上げていたはずなんです。

鳥集　医療の現場レベルでは、まだ危機感を感じていないんですね。

児玉　そう、感じていないんですよ。まだまだ僕も批判されるので。

鳥集　ただ逆に言うと、このコロナ騒ぎを通して医療に過度に依存することや、なんでも医療介入することについて、「いいことばかりじゃないよ」ということに気づきつつある人も増えてきているのではないかと思うんです。

児玉　うん、そうですね。

医療とは「ちょっとだけ手助けをしてもらう」存在

鳥集　今までのお話を踏まえ、今回のコロナ騒ぎの経験を通じて「薬との向き合い方」に関して、一般の人たちはどのような教訓を得るべきだと思いますか。

児玉　日本は国民皆保険制度が整備されているので、安易に医者にかかることができる。これには良いところも悪いところもあるんですが、医者に診てもらう前に自分自身で病気のことを考え、「たいしたことのない不調であれば、自分で治してみよう」という構えをもつことが大事だと思うんです。

安易に病院に行けない国の人たちは、薬に関しても安易に飛びつくことができない環境に置かれています。そうした地域ではまず、病気や治療のことを自分自身の頭で考える人たちが多いと思います。日本でもコロナをきっかけに、医療離れが進んだ状況が一部にあると思うんです。「コロナで病院に行かんようになっても、ぜんぜん病状は変わらへんやん」とか、「医師や治療の良し悪しを見極めたほうがいい」ということに気づいた人も少なくないのではないでしょうか。そういう風潮が広がっていったほうが、無駄な医療をなくすこともできるかもしれない。

鳥集　どうしても症状がよくならない時や、骨折や大けがをした時には、もちろん病院に行く必要があるでしょう。でも、体調が悪くなった時に、自分でどうやって食事なり睡眠なり運動なりで改善できるかということを、薬に頼る前に考えることが大事だということでしょうか。

児玉　そう思います。僕も若い頃、当直業務をやっていた時に、普通の風邪の症状でも深夜の2時や3時、4時に次々に患者さんが来ていました。深夜、「ちょっと爪の端が痛い」と言って来た人もいました。「その症状、いつからですか」って聞いたら、「もう2週間ぐらい前からかなぁ」って……。そういう状況にあって、僕自身も疲弊していた時期があるんです。言い換えると、患者さんに対して一種の不信感を抱いてしまっていた。

鳥集　わかります。そんな気持ちになって当然だと思います。

児玉　でも、夜中にやって来る風邪の患者さんを断ってしまうと、「この病院は、もう何も診てくれへん」なんて言われてしまう。だから、安易に断ることもできないんです。そういったことも含めて、もっと医療を正常化できたら、本当に困っている患者さんがスムーズに診療を受けられる体制が整うはずなんです。

鳥集　ところが、コロナ騒ぎで状況がさらに悪化してしまった。たいした症状がなくても、コロナかもしれないというだけで病院に駆け込んだり、医療機関の側も重装備で対応したり。それで医療逼迫を起こしているというのですから、呆れてしまいます。

児玉　本当にもう、どうやってもとに戻せばいいのか。そういえば、コロナ陽性者が続出してすごく忙しかった時に、「認知症のおばあちゃんがうんこを食べた」っていう相談の電話がかかってきたんです。日曜日なのに酸素吸入器を運び車に積んで、てんやわんやの騒ぎになっていた時に、施設から電話があった。しかもその患者さん、主治医は僕じゃなかったんですよ。

とにかく時間がなかったし、その時、つい内心イラッとしてしまった。それで、「そのうんこの性状がどうであったか、固さがどうであったか、色と匂いがどうであったか、本人がおいしかったかどうか。もう1回報告してくれ！」って言ってしまった（苦笑）。

鳥集　それは大変でしたね。

児玉　主治医に電話しても連絡が取れなくて。でも、なんやろ、僕あてに電話がかかってくるというのは、何かを期待されていたわけですから、それはやっぱり嬉しいことなんです。「児玉に相談すれば、何とかなる」と思ったからこそ、相談してくれたのだと思いますから。

コロナだって病棟の管理だって全部そうだと思うのですが、やはり「この人には言いやすい」とか、「頼れる」という人に聞いてくるわけです。おこがましいことなのですが、それが僕自身にとっての幸せにつながっている側面もある。

ただし、やっぱりうんこを食べた相談だけは主治医にしてくれないと困ってしまう（笑）。ちょっと指についただけでも人生が一変するぐらいの衝撃を伴うものじゃないですか。コロナウイルスとは比較にならないんですよ。

鳥集 うんこに比べたら、コロナなんてたいしたことないと（笑）。

児玉 僕は消化器外科なんでね。うんこに対しては免疫がありますけど、その免疫ってどんな免疫よりも強いと思っているんです。うんこって、たとえ自分のものであっても、ちょっと指についただけで放置はできないじゃないですか。人間はそれほど強力な「やつら」と毎日のように接しているんだから、コロナウイルスみたいなものに振り回されることはありませんよ。

誰しも、自分のことを一番わかっているのは自分自身のはずなので、「ちょっと手助けをしてもらう」くらいに思って、医者と接したほうがいいんじゃないかと思いますね。

こだま・しんいちろう●1967年　兵庫県宝塚市生まれ。医療法人社団それいゆ会こだま病院理事長。児玉診療所所長。日本外科学会専門医、日本消化器内視鏡学会専門医。大阪医科薬科大学では臨床教育准教授を務める。1995年、大阪医科大学（現・大阪医科薬科大学）を卒業し、同年、同大学の一般・消化器外科医局に入局。現在は兵庫県宝塚市で地域医療に没頭している。著書に『走る外科医のつぶやき　コロナ禍の出口を求めて2021』（エコーコーポレーション）がある。

第三章

高齢者は薬を減らすほど元気になる

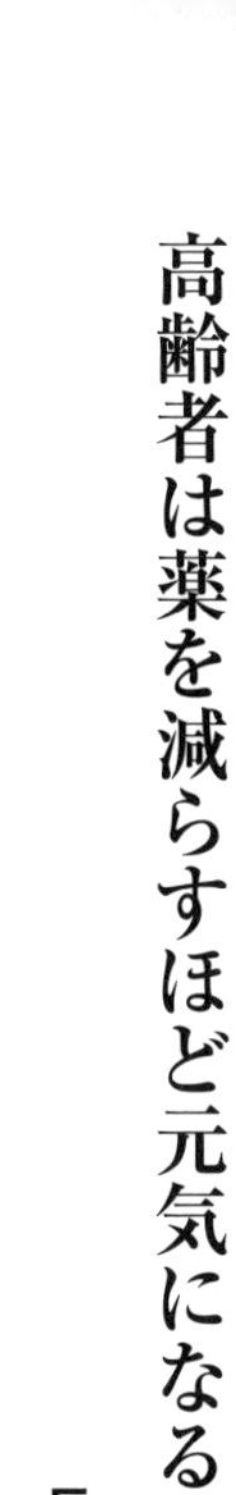

長尾和宏
（長尾クリニック名誉院長）

年を取るとともに、薬の種類が増える人も多いはず。だが、長年「町医者」として兵庫県尼崎市を中心に訪問診療に取り組んできた長尾和宏医師は「薬はゼロが理想」と言い切る。そのためには減薬が必要だが、どのように取り組んでいけばいいのか。また、コロナ騒ぎで長尾医師の医療界を見る目はどう変わったのか、率直な思いを聞いた。

コロナで通常医療がかなり逼迫

鳥集　コロナ騒ぎになって、過度な医療依存や医療介入が必ずしもいい結果を生むとは限らないことに気づいた人も多いと思います。その点を踏まえてお話を伺いたいのですが、そもそもこんなにコロナが流行っているといっても、ほかの病気の人のほうが多いですよね。多くの人がその事実を忘れているということ自体が、ひとつの大きな問題ではないかと思うのですが、いかがでしょうか。

長尾　本当にその通りなんです。僕の中でも、すべての患者さんのうちコロナの人は1

割ぐらいかな。一番大変な時でも全体の2割ぐらいで、8～9割は通常診療がメインでした。それなのに、世の中は「コロナしかない」みたいな感じになっていて、テレビに出演した時も「ほかの診療が大変で」と言うと、「えっ、コロナ以外も診てるんですか」ってびっくりされるんです。コロナ専門医みたいに言われることもありますが、まったくそんなことはなくて、コロナ禍になってからの3年間もごく普通にほかの病気を診ていました。受診中断なんてほとんどありません。糖尿病の症状が深刻な方とか、認知症の方、がんの方など、コロナに関係なく、訪問診療も含めてずっと診ているんです。

だけど、メディアはコロナにしか興味がないですね。コロナの死亡順位って、10位以下[*1]じゃないですか。もっと大事なことがいっぱいあるのに、皆、すっかり忘れてしまっている。いわゆる洗脳というか、集団ヒステリーというか、そんなものにメディアが乗

＊1　コロナの死亡順位は10位以下……厚生労働省の「人口動態統計」によると、2021年の死因1位は悪性新生物（がん）で26・5％、2位が心疾患で14・9％、3位が老衰で10・6％、4位が脳血管疾患で7・3％、5位が肺炎で5・1％。新型コロナ（1万6784人）は1・2％で上位10位にも入っていない。

っかっていることが不思議でなりません。大きな問題だと感じています。

鳥集　医療従事者の頭の中も「コロナ、コロナ、コロナ」という状態になっていると思うんですが、そのために一刻を争う心筋梗塞や脳梗塞の治療が遅くなったり、がんの手術が後回しになったりするなど、さまざまな悪影響を及ぼしていると聞いています。「町医者」をされている長尾先生のクリニックでも、診療に悪影響が出ていますか。

長尾　多少はありますね。検査をする必要があっても「後回しにしたい」と患者さんから言われることがよくありました。大きな病院に紹介すべき病気であっても、「感染が怖い」と言って、なかなか病院に行ってくれないこともありました。第8波になって、そういうケースはだいぶ減りましたが、第5波くらいまでは頻繁にありましたね。

鳥集　コロナのために必要な検査や治療が受けられなかった人が実際にいたということですね。

長尾　病院に紹介しても、コロナのために手術に制限がかかっていたこともあったし、入院の受け入れや外来診療が中止になっていた病院も何施設かありました。コロナでヒステリックになったがために、通常医療がかなり逼迫してしまった。僕らからすると、そちらのほうがよほど深刻な問題でした。たとえば盲腸や骨折のようなありふれた病気やけがでも、受け入れ先を探すのにすごく苦労したことがありました。

オンライン診療で「薬だけ出してくれ」と言う人も

鳥集　薬の処方や出し方にも影響がありましたか。

長尾　クリニックにあまり来たくない患者さんでは、長期処方を望む方が増えました。たとえば1カ月処方していたけれど、2カ月処方とか3カ月処方を希望される人の割合がコロナの影響でだいぶ増えましたね。これには不必要な受診が減るといういい面もある一方で、よくない面もあります。本当は1カ月に1回ぐらい診たほうがいいのに、受診間隔が延びてしまう人もいたんです。

鳥集　たとえば高血圧や糖尿病のような生活習慣病だと、血圧やヘモグロビンA1c[*2]の変動に応じて薬を増やしたり減らしたりしなくてはいけないはずですが、病院から足が遠のいたために、血圧や血糖の数値が悪くなった人もいるとほかのお医者さんから聞きました。

長尾　そういうケースもありましたね。コロナにかかりたくないから、院内の滞在時間を短くしてほしいと言う人もいましたが、それをすると診療が大雑把になりがちです。「細かいことはいいから、お薬だけください」と言う患者さんも多かった。一時期はオンライン診療で、「薬だけ出してくれ」って言う人もたくさんいました。診察しないと薬を出せない人もいるのに、第5波の時には「なんで薬、出してくれへんねん」といった具合に揉めたこともありました。

鳥集　それは困りますね。もうひとつよく聞いたのが、コロナで「外を出歩くな」という風潮になって、そのために健康状態が悪くなる高齢者が増えたという話です。

長尾　そうです。自粛によってフレイル[*3]になる人や、認知機能が低下して認知症になる人も増えました。長期間、高齢者に「自粛」を強いたらこうなるであろうことは、あらかじめわかっていたのです。

薬を増やすのは容易く、減らすのは難しい

鳥集　長尾先生のご著書『その症状、もしかして薬のせい？』（セブン&アイ出版）を

拝読しました。その中で、多剤服用（ポリファーマシー）の弊害について書かれていました。ずいぶん前から、医療界ではポリファーマシーが問題になってきましたが、コロナの前と後とで状況は変わりましたか。

長尾　コロナによって受診機会が減ったことと、診療科をまたいだ多重受診がしにくくなったことで、どちらかと言うとポリファーマシーは減る方向に向かっているような気がします。もちろん、医療機関によって差はあるとは思いますが、日本全体としてはコロナが減薬を後押ししたのかなと。その点はよかったと思います。

---

*2　ヘモグロビンＡ１ｃ……１、２カ月前の血糖状態を示す。糖尿病の指標のひとつ。血糖値が高くなると、赤血球のヘモグロビンに結合するブドウ糖の量が多くなる。その量をすべてのヘモグロビン量を母数にして％で表したもの。国際的な測定値（ＮＧＳＰ）で６・０〜６・５％未満だと糖尿病が否定できない状態、６・５％以上だと糖尿病型と判定される。

*3　フレイル……加齢により心身や認知の機能が衰えてしまった状態。①体重減少（年間４・５kgまたは５％以上）、②疲れやすい、③歩行速度の低下、④握力の低下、⑤身体活動量の低下などで判断される。フレイル状態になると要介護率や死亡リスクが高くなる。

うちのクリニックは、受診中断率が低いんです。お薬受診というのはやっておらず、基本的にどの患者さんも診察するんです。だから皆さん、真面目に通ってくれるのですが、よそのクリニックからは「患者さんが減った」と聞くので、世間一般としては国の方針である減薬、すなわちポリファーマシーを解消する方向に、多少は向かっているような気がします。

鳥集　それは怪我の功名ですね。

長尾　まさにそんな感じです。実は診療報酬に減薬加算（薬剤総合評価調整加点および薬剤調整加点）というのがありまして、6剤以上の投薬を2剤以上減薬したら100点から250点を診療報酬に加算できるんです。当院は、僕が先陣を切って「取れ取れ」と言うものだから、けっこう点を取っています。クリニックには張り紙もしていて、「下医は薬を増やす、中医は薬を減らす、上医は薬を使わない」と書いたのをまるで嫌がらせみたいに（笑）、あちこちにわざと張っているんです。でも、保険の審査員に聞いたら、減薬加算を取っている医療機関は少ないそうです。

鳥集　そんな張り紙を見たら、ほかのお医者さんたちもプレッシャーでしょうね。

長尾　ただ、ちょっと僕の言い方が効きすぎて、若手の医師や外科医の先生が、いきなりバッサリ全部やめるとか、急に3つも4つも減らすとか、患者さんへの十分な説明もなしに減薬して、クレームが来たこともあります。お医者さんたちも、減薬のやり方というのは習っていないですから難しいんです。基本的に1個ずつ減らすのですが、その1個を半分、あるいは4分の1ずつ減らしていったほうがいい薬もたくさんある。そういう微調節をしながら減らすことに慣れていない先生もいて、「長尾先生が言うから減らしたのに」と、逆に僕が怒られることもあります。

鳥集　お医者さんも、減薬の仕方を習っていないんですね。

長尾　患者さんによかれと思って、診察室で納得してもらって減らしたつもりでも、患者さんから「薬を飲むなと言われた」「医者に見捨てられた」と思われて、後でご本人やご家族から文句を言われることもあるんです。やはり、十分な説明と納得がないと減薬は難しい。薬は増やすほうが、ずっと簡単なんです。薬を減らすためには、それなりの根拠を説明して安心感も与えないといけないから、時間もかかるし面倒くさい。若い医者や経験の浅い医者に減薬を進めてもらうのは、実はものすごく難しいことだと感じています。

減薬のススメ

鳥集　そもそもの前提として、何剤以上飲んでいる場合は減らしたほうがいいとか、それらの薬の中で何から優先して減らすべきなのかといった、減薬方法の原則のようなものはあるのでしょうか。

長尾　僕は「薬はゼロ」が一番いいと思っているんです。今日も診療していて、飲んでいる薬がゼロという人が何人かいました。お薬ゼロだったら処方箋も出ないから、調剤薬局は儲からなくて困るのですが、やっぱりゼロがベスト。次善の策が1剤だけ。次が2種類、その次が3種類。まずはその原則を押さえておくべきでしょう。

そのうえで、たとえば薬が5つも6つも出ている方を診た場合には、電子カルテを眺めながら、僕の中での優先順位をパパッとつけるんです。それで、必ずお薬手帳などに、1、2、3、4……って、大事な薬から順番をつけてあげるんです。当然、減薬を考える時には優先順位の低いものから。つまり、「あなたにとって必要がないものから減らしていったらいいよ」と普段から伝えていく。

鳥集　薬の優先順位をつけてもらったら、患者さんもわかりやすいですね。画期的だと思います。

長尾　どんな患者さんでも薬はゼロを目指す。でも、いきなりゼロにするのは無理だから、まず6つを5つにしよう、それから4つにしようといった感じで、1段ずつ階段を降りるように減らしていくんです。

でも、たとえば「おしっこが近いからお薬がほしい」と言われたら、1個増えますよね。そんな時には交換条件として、「じゃあこの薬を増やすけど、その代わりにこっちを減らそう」と提案するんです。そうやって、薬を増やすのではなく、減薬とセットでプラスマイナスゼロにすることを普段から細かく心がけているし、若い先生にもそういうふうに教えています。

鳥集　そうやって、薬を増やさないようにする。これもとても上手なやり方ですね。

長尾　そうでもしなければ、いくらでも薬が増えていきます。年齢とともに、体が弱れば弱るほど愁訴（しゅうそ）（体の不調を嘆き、訴えること）が増えますが、それらについて一対一の対応で薬を出していたら、どんどん増えてしまうわけです。減薬というのは、老いや衰弱の流れに逆行するような作業ですから、よほど意識してやらないと、薬が増えていく流れに抗しきれません。

かゆいと言ったらかゆみ止め、寝られへんと言ったら睡眠薬。おしっこが近い、どこそこが痛い、胃の調子が悪い……そう言われるたびに薬が増えていく。年を取ったら、いくらでも不調は出てきますからね。それに、どうしても循環器の病気が増えてきます。血圧の薬、コレステロールの薬、糖尿病の薬、血液をサラサラにする薬などがセットでついてきて、6、7種類になってしまう。さらにリウマチを合併していると、軽く10種類は超えてしまう。そうやって病気別に投薬がされますから、よほどこちらが減らそうという意識をもっておかないと、薬を増やす圧力に負け、流されてしまうんです。

鳥集　ポリファーマシーがよくないことは、多くの医師に認知されているはずなのに、どうしてその流れに抗しきれないのでしょう。

長尾　最初から患者さんにたくさん薬を飲ませたい医者なんて、たぶん世の中にはいないと思うんです。でも、患者さんに求められるがままに出していると、次第に増えていく。単純に、患者さんの望みを叶えることが「いい医療」だと信じている純粋な先生も少なくありません。さらに言えば、ポリファーマシーが悪いことを知らないお医者さんもたくさんいます。薬は少なければ少ないほどいい、多ければ多いほどよくないという単純な原則を、医学教育の中で学ぶ機会がないんです。

優先順位はどうやってつけるのか

鳥集　患者側も、どの薬が一番重要で、どの薬の重要度が低いのかをほとんど知りません。そういうことを教えてくれるお医者さんも、ほとんどいないと思います。そうした優先順位を、長尾先生はどのようにしてつけているのでしょうか。

長尾　「これがないと命に直結する」という薬が、当然ながら最初に来ます。つまり、命に直結しない薬の優先順位はおのずと低くなる。ただし、命に関わらなかったとしても、患者さんによっては、「今晩、ぐっすり眠れるかどうかが一番だ」という人もいますので、そのあたりも勘案したうえで、その人の個性や考え方や病状などを総合的に考えて判断します。

ですから、仮にまったく同じ10種類の薬を飲んでいたとしても、AさんとBさんとでは、優先順位が異なってきます。その人のキャラクターとか年齢、生活、予後なども勘案して、順位をつけていきます。

すなわち、医者が独断的に優先順位をつけるのではなくて、患者さんとの話し合いの中で決めていくものなんです。すぐに減らすことはできなくても、常に優先順位をつけ、それを普段から患者さんに理解してもらうことが、減薬に向かっていくためにも大事だと感じています。

鳥集　逆に言うと、患者さんの側も、かかりつけの先生に「私にとって一番大事な薬はどれですか」と聞いたほうがいいですね。

長尾　その通りなんです。お薬手帳なんかも、適当な順番で漫然と薬の名前が並んでいるけど、どれが大事な薬なのかを患者と医者とがよく話し合ったうえで、電子カルテも処方箋もお薬手帳も「優先順位を決めて並べる」という大原則をつくったら、国を挙げての減薬に貢献するはずだと思うんです。でも、残念ながらそうした発想はなく、医療費を抑えたいはずの財務省も減薬は難しいから半ば諦めていて、ジェネリック誘導のほうに力を入れるようになった。仮にすべての薬をジェネリックに替えたら、それだけで2～4割は医療費が減るわけですから、「そっちのほうが手っ取り早い」ということで、財務省主導でジェネリックへ誘導をしている。本当はポリファーマシー解消のほうが、優先度は高いのですが。

もうひとつ、薬の優先順位をつけることに関連してお話しすると、実は10年ちょっと前に「カルテには主病名を一番に記載すべき」と言われた時期があるんです。ところが、これがうまくいかなかった。なぜかと言うと、高血圧、糖尿病、認知症、骨粗しょう症といった病気に優先順位をつけると複数の診療科が絡むので、いろいろな問題が生じるんです。結局医師会が反対して、主病名、副病名を記載するという試みは2年ぐらいで潰れました。

「フリーアクセス」の弊害

鳥集　それに関連することだと思いますが、ポリファーマシーになるひとつの要因として、複数の診療科にかかっている場合がありますよね。たとえば内科の先生から高血圧や糖尿病の薬をもらい、整形外科の先生から痛み止めをもらうといったケースです。内科の先生は糖尿病の薬の優先順位が高いと思っているけれど、整形外科の先生は痛み止めが不可欠と思っている、といったケースが考えられます。

長尾　それが最近では、整形外科の先生が内科の薬を出すこともあるんです。整形外科がかかりつけだからということで、そこで高血圧や糖尿病の薬をもらって、内科の先生から痛み止めをもらうという逆転現象も少なくない。そういう馬鹿げたことをやめるために、かかりつけ医制度について議論がなされてきたわけですが、ここ1、2年はもうどうでもよくなって、医師会は「かかりつけ医は複数いてもいい」としている。結局、従来と何も変わっていないわけです。仮に、かかりつけ医が複数いても構わないとしても、かかりつけ医にも優先順位はつけたほうがいい。その順位は患者さんが決めるべきですが、「かかりつけ医の順位を決めなさい」というぐらいのことは、国も言っていいのではないでしょうか。

鳥集　それくらい言わないと、患者側も順位をつけようとは思わないでしょうね。

長尾　最後に在宅医療になった場合は、かかりつけ医が一元化されるはずなんです。ところが最近は、在宅医療も2つ以上の診療所が入っていいことになっている。ほかにかかりつけ医のいる患者さんを訪ねると、内科で10種類ほどの薬を飲んでいるうえに、精神科で認知症、睡眠薬、安定剤などの薬が5種類も6種類も出ている。これも、まずいことだと思うんです。

結局、西洋医学が専門分化しているために、どうしても主治医の数が増え、薬も増えていく。かかりつけ医制度にしても、日本医師会が何かと反対するわけです。かかりつけ医をひとりに限定したら、内科系に偏ってしまいますから。それで、あっちにもこっちにも配慮した結果、「かかりつけ医は何人いても構わない」ということになってしまった。

だから、いつまでたっても一元化を成し得ないんです。財務省も、「かかりつけ医の議論がそんなにややこしいんだったら、もう全部ジェネリックにしたらええやん」ということになり、ジェネリックがないと薬局経営が成り立たないようにして、強力にそちらへ誘導しようとしている。

でも、本来はそうではなくて、かかりつけ医制度の議論をもっと成熟させるべきなんです。かかりつけ医を一元化したうえで減薬に取り組むべきなのですが、せっかく減薬しても、知らない間に患者さんが泌尿器科や眼科、耳鼻科、整形外科、精神科などに通っている。そのせいで、せっかく内科の薬を減らしても、目を離したすきに、たちまち10種類、15種類まで増えてしまう人がいる。これって、フリーアクセスの弊害ですよね。

鳥集　たとえばイギリスでは、事前にGP（General Practitioner）と呼ばれる家庭医をひとつ登録し、原則的にそこしか受診することができません。GPが専門的な医療や入院が必要と判断した場合だけ、大きな病院の専門医を受診することができます。欧米は、こうしたかかりつけ医制度を採っている国が多いですよね。そうして本当に専門的な医療を受ける必要のある患者を絞り込み、無駄な受診を防いでいるわけです。

長尾　そうです。本来は全国共通の電子カルテで、どんな薬が処方されているのか、医師が確認できるようにすべきなんです。たとえば、台湾ではキャッシュカード型の保険証が普及していて、それによって受診歴もお薬手帳もすべて見ることができる。僕が台湾に行ったのは、10年ほど前のことですが、当時すでにそれが当たり前になっていました。

一方、日本はお薬手帳をもっていなくても、お医者さんにかかることができます。お薬手帳を、ひとりで3冊も4冊ももっている人すらいるんです。いろいろな診療科を多重受診しているのに、医者には黙っているという人もいっぱいいる。一元的な医療情報や介護情報の共有システムを作ろうと思えば簡単にできるはずなのに、日本の政府にはやる気がないんです。

かかりつけ医を一元化しないと薬は増える一方

長尾　僕はマイナンバーよりも、医療情報とか介護情報の一元管理システムを本気で作るべきだと思うんです。マイナンバーカードには、銀行口座と紐付けして、知られたくない個人情報や資産状況を国家に把握されてしまうといった、さまざまな問題がありま す。だから、安易に進めるべきものではないと思いますが、医療情報や介護情報に限っては、積極的に一元化すべきです。そうでないと、ポリファーマシーの問題は、イタチごっこのような状態で、なかなか解決できない。

「長尾先生がお薬を減らしたから、その分だけ違う病院でもらう」という人も、いっぱいいるんです。睡眠薬を1錠から2錠に増やしてほしいというのを断ったら、もう1錠を違うところからもらってくるという人もいる。ハルシオン[*4]を何カ所かでもらって人にあげたり、売ったりする人までいます。取り締まりがとても緩い。国の本気度が見えないんです。

鳥集　患者の側も、専門医にかかるのがすごくいいことだと思い込んでいる節がありますよね。イギリスのGPは内科的な疾患以外に、皮膚の病気も診れば、眼の病気も診る。うつ病のような精神科の病気もGPが対応します。そうしたあらゆる領域の病気を診ることができる総合診療医が最初に診たうえで、本当に必要な時しか専門医にはかかれません。でも日本人には、専門の先生のほうが優れているという「信仰」があります。

長尾　そうです。専門医信仰が強すぎて、かかりつけ医制度が本当に根づきにくい。それを乗り越えるために3学会（日本プライマリ・ケア学会、日本家庭医療学会、日本総合診療医学会）が合流して、2010年に「プライマリ・ケア連合学会」ができたんです。プライマリ・ケア、家庭医療、総合診療を根づかせるためにもっと活動しなければいけませんが、医学会では専門医機構のほうが勢力が強く、内科や外科の専門医のほうが一段上で、プライマリ・ケア連合学会の専門医が低く見られる傾向がある。

僕は、フリーアクセスを保ちながらも、たとえば「かかりつけ科」みたいなものを作って、ある年齢になったらかかりつけ科に一元化したらどうですか、と提言しています。かかりつけ医を自由に選べるフリーアクセスを担保したうえで、かかりつけ医制度を普及させることは可能だと思うんです。糖尿病専門医であったとしても、「かかりつけ科」として総合的に診療することはできるはずです。

そもそも、病院は「総合診療科」を標榜することが許されているのですが、開業医は総合診療科を標榜することが認められていない。でも、逆ではないでしょうか。開業医こそ、総合診療科を標榜できるようにすべきなんです。そして、総合診療科にかかった

＊4　ハルシオン……一般名・トリアゾラム。ベンゾジアゼピン系の睡眠薬。超短時間作用型で、寝つきの悪いタイプの不眠に強い効果を発揮する。その一方で、薬を飲んだ翌日に記憶が抜け落ちる、眠気が残る、ふらつき、頭重感、めまい、倦怠感などの副作用があり、急に内服をやめるとより強い不眠や不安に襲われるリバウンド症状が起こりやすい。また、依存しやすく、服用量も増えていく傾向にあるので、服用には十分注意が必要な薬とされる。

ら、紹介状がないと勝手に他科へは行けないようなシステムへと構築し直すべきだと思います。

鳥集　そうですね。イギリスのような制度が理想的だと思います。

長尾　とくに後期高齢者になったら、好きな「かかりつけ科」をひとつ選ぶことを求めるような、大胆な政策をとるべきです。国を挙げて「あんまり薬を飲んでいると、非常によくないことがありますよ」「かかりつけ医をつくって一元化を」といったキャンペーンをやって、一日中コマーシャルを流し続けたらいいと思うんです。とにかく、国の本気度がまったく見えません。

薬を切ったらシャキッとして元気に

鳥集　そもそもの話なのですが、たくさん薬を飲むとどんな有害なことがあるのか、具体的な事例を教えていただけますか。

長尾　まず、血圧の薬を複数箇所でもらっていることがよくあります。患者さんの中には「これが血圧の薬だ」と知らない人もいます。また、内科で血圧の薬を処方されているのに、整形外科でも「私、血圧が高いんです」と言ったがために、善意で血圧の薬を処方され、結果的に2倍量飲んでいる人もいる。それで、やっぱり血圧が下がりすぎている。それで転倒したという人もいましたね。

それから、「口が渇く」という訴えも多いです。年を取ると唾液の分泌量が減るのですが、抗コリン薬[*5]をいろいろな診療科でもらっている。具体的には、消化器系の薬、過活動性膀胱の薬、鼻水を止める薬、かゆみ止めといった薬です。唾液が出にくくなる自己免疫疾患であるシェーグレン症候群かなと思って調べてみても、違う。「なんでやろ、なんでやろ」といろいろな病院で調べて、口が渇く副作用のある薬を飲んでいることに

＊5　抗コリン薬……神経伝達物質であるアセチルコリンがアセチルコリン受容体と結合することを阻害（抗コリン作用）し、副交感神経の働きを抑える薬剤。パーキンソン病治療薬、消化性潰瘍治療薬、吸入気管支拡張薬、排尿障害治療薬、催眠・鎮静薬、抗うつ薬、散瞳薬など、さまざまな疾患の治療薬に用いられる。副作用として、口渇、便秘、頻脈、動悸、不整脈、記憶障害、せん妄、眼圧上昇といったさまざまな症状を認める。前立腺肥大症、緑内障、重症筋無力症では、抗コリン薬の使用により症状が悪化するおそれがあるため禁忌となる（ナース専科「看護用語集」より）。

気づくまでに、すごく時間がかかる。医者によっては人工唾液とか唾液分泌促進薬を出して、ポリファーマシーをさらに上書きしていくわけです。

鳥集　重なりやすい薬には、ほかにどんなものがありますか。

長尾　痛み止めが重なることもよくあります。内科で「何か困っていませんか」と聞かれ、「神経痛があって困っています」と答えて痛み止めを出された人が、実は整形外科でもすでに痛み止めをもらっていて、2倍量飲んでいることも多いです。NSAIDs（エヌセイズ＝非ステロイド性消炎鎮痛薬）は消化器の副作用が出やすいので、その結果、知らない間に胃潰瘍ができている人も多いですね。

それから、さまざまな薬の複合的な作用かもしれませんが、意欲がない、ボーッとしている、元気が出ないという状態が続き、認知機能が低下したという人も多いです。ある人は20種類ぐらい飲んでいて、それを少しずつ切って全部やめてもらったら、別人のようにシャキッとして元気になりました。やはり西洋薬って、元気をなくす薬が多いんです。

鳥集　確かに、受容体をブロックして、数値を下げるという薬が多いですね。

長尾　血圧を下げる、コレステロールを下げる、血糖を下げる……。下げる方向の薬ばかりなんです。「アゲアゲ系」は西洋薬は苦手で、漢方の「補中益気湯（ほちゅうえっきとう）」のような補剤（体力を補う薬）は、西洋薬には少ない。患者さんは数値を下げる薬ばかり飲んでいる。一番顕著な例では、10剤ぐらい降圧剤を飲んでいる人を見たことがあります。

鳥集　えっ、降圧薬を10剤もですか！

長尾　そうです。もうびっくりしました。カルシウム拮抗薬だけでも4剤。考えられないでしょう。高血圧のすべての系統の薬が、2種類ずつくらい出ているんです。ほかにもARB、ACE、βブロッカー、利尿剤など（19ページ注1参照）。僕はその人を診た時に、「この人、よう生きてるな」と思った。こんなに降圧薬を飲んでいても人間は死なないのか、と逆に感心しました。

鳥集　本当に驚きます。

長尾　ひとりの開業医の先生が出していたんですが、患者さん本人も、降圧薬を10種類も出されているとはまったく気がついていないんです。最近はさすがに、そこまで極端な例は見なくなりましたが、昔は同じ作用の薬を何種類も飲んでいる人がたくさんいました。診察中に患者さんがもってきたお薬を広げて数えていったら、15種類、20種類になるようなケースがいっぱいあったんです。

半分くらいの薬が実際には飲まれていない

長尾 それから、こんなこともありました。訪問診療でとある患者さんの家に行ってみたら、私が出した薬が1年分ぐらい、山のように溜まっていたんです。飲んでいないいんですよ。それらに加えてよそのクリニックの薬も溜まっていて、思わず「えーっ！」って声が出ました。やっぱり、患者さんの家には1回は行かないとダメなんです。実は、7年前に亡くなった私の母親も、実家に帰ってみたら同じ状況でした。お薬が好きだったので、3年分ぐらいの薬が、「ゴミ屋敷」みたいに放置されていました。

鳥集 3年前に亡くなった私の父もそうでした。母親から「こんな薬を飲んでた」って見せられたのですが、けっこうな量の薬が残っていました。

長尾 そうなんですよ。昔は「服薬コンプライアンス」と言いましたが、今は「アドヒアランス」という難しい言葉を使いますよね。要するに服薬率。8割飲んだら優等生です。日本人の平均が、確か4割か5割だったはずです。大まかに言って、患者さんは出された薬の半分くらいしか飲まないものなんです。1日3回と言われても、毎日3回も飲みません。とくに高齢者は飲み忘れが多い。やはり、無駄が多すぎるんです。

薬を余らせているご本人も、こう言うんです。「お医者さんに言うと気を悪くすると思って、言わへんかった」って。そうやって、日本全国で余らせている薬の金額は、ものすごいことになっているでしょう。

それに、一番驚いたのがインスリン。ある糖尿病患者さんの家の冷蔵庫を開けたところ、自己注射用のインスリンが100本ぐらい出てきたんです。

鳥集　100本もですか。

長尾　そうです。ある大学病院の糖尿病科の一番偉い先生にかかっていたのに、血糖コントロールが悪かった。なぜならインスリンを打っていないから。認知症で一人暮らしだから、自己注射のやり方がわからなかったんです。でも、大学病院が好きだから、そこへ通っている。それで診察を受けて、「血糖値が下がらないから、インスリンを増やしましょう」と言われて、どんどんインスリンが溜まっていった。「大事なもんやから、捨てたらあかん」ということで、冷蔵庫に保管していたんです。でも、もう入りきらんわけですね。それこそ、何十万円分ぐらい溜まっていた。「このインスリン、もって帰って売ったろうかな」と思ったけど、それもできない（笑）。

鳥集　インスリンで人殺しをしようと思ったら、できますからね。

長尾　そうなんですよ、怖い話なんです。縦割り医療の弊害というのは、つまりそういうことなんです。このように認知機能の低下も、糖尿病の悪化に関係する。だけど糖尿病専門医は、糖尿病は診るけど認知症には気づかないんですね。認知症でインスリンの自己注射ができないなら、ほかの方法を考えないとダメなんですが、認知症の人の血糖管理という概念がほとんどないんです。

そもそも認知症の人に、「1日4回打ち」なんていうのはハードルが高すぎます。しかも、超速攻型インスリンを朝食後に6単位、昼食後に4単位、夕食後に4単位打って、寝る前に持続型インスリンを8単位打つといった複雑な作業を指示されているのです。

だから本当は、薬剤師が時々患者さんの家に出向き、「ちょっとお薬を見せてください」と冷蔵庫なんかも開けさせてもらって、正確に飲めているのか、どれだけ飲めているのかをチェックしないとダメなんです。それで、もし飲めていなかったら、「もっと簡略化しましょう」――たとえば、「1日に1回にしましょう」というふうに、患者さんやご家族とよく話し合わないといけない。一人暮らしで軽い認知症のある方なんかは、家に行けばもう、薬だらけです。本来であれば、こういう問題にも気がつかないといけないのですが、医学教育では何も教えない。

鳥集　そうでしょうね。

「いらんのちゃうか?」という患者さんの勘

長尾　医学研究が高齢者医学にシフトしなければいけないのですが、老年病科は全国に82ある大学病院でおよそ20カ所しかありません。しかも、高齢者の血圧に関連するホルモンの研究みたいなことばかりやっている。そういう基礎研究ばかりでなくて、高齢者の心身の状況や生活環境に応じてどんな医療を実践すべきなのかということを真剣に考えなくてはいけない。しかし、そういうことに本腰を入れている大学は見当たりません。

鳥集　長尾先生の前掲書にも書いてありましたが、そもそも処方された薬を全部飲まなければいけない、というわけではないですよね。

長尾　患者さんも賢いところがあって、「なんか、いらんのちゃうか？」と思って、勝手に減薬してる人もいる。

鳥集　案外、薬にくわしかったりするわけですね。

長尾　そうそう。医者より患者さんのほうが賢い場合もあって、「おお、あんた賢いな。確かにこれは飲まんほうがええ薬やわ」と感心することもあります。たとえば、NSAIDsの代表的な薬であるロキソプロフェンだけが何百錠も出てきた家がありました。すごく小柄なおばあちゃんだから、ロキソニンをたくさん飲んだら消化管出血を起こし、腎臓も悪くなる。それで「なんでこれ飲めへんかったん？」って聞いたら、「なんか胃に悪そうやから、飲めへんかった」って言うんです。お医者さんより、おばあちゃんのほうが正しいわけです。ところが薬を出した医者には、そういうフィードバックがないんですね。結局、出しっぱなしのまま。

鳥集　飲まなかったからといって黙っている必要はなく、「私は、いらんと思ったから飲まんかった」って、お医者さんに正直に伝えればいいんですよね。それが適切だったら、お医者さんのほうも「じゃあ、命に関わるわけじゃないからやめていいよ」とか、「たくさん飲んだら体に悪いから、やめとこか」って言えますよね。逆に、先ほどのインスリンのように、患者さんによっては、やめてしまったらまずい薬もあるわけじゃないですか。

長尾　1型糖尿病の人とかね。

やっぱり、薬はゼロが一番いい

鳥集　薬を飲んでいない人は飲んでいない、あるいは飲めませんということを率直に言える関係性を、患者さんもお医者さんも作っていかなくてはいけませんね。

長尾　そうなんですが、やっぱり患者さんにしてみれば医者というのは威張っていて、それこそ「お医者様」という感じで、本音を言えないような雰囲気があります。だからこそ薬剤師さんに、患者さんの服薬状況をチェックしてほしいんです。それを実践している病院も増えてきましたが、全国の薬局で義務化するぐらいのことまでして、真剣に取り組まなければいけないと思います。高齢者、とくに後期高齢者にとっては、ポリファーマシーは圧倒的にリスクが大きいと言える。後期高齢者になったタイミングが、「やめどき」だっていう薬がいっぱいあるんです。

鳥集　具体的には、どんな薬でしょうか。

長尾　まずスタチンです（33ページ注7参照）。僕は「これ出てるけどな、75歳になったらやめるからな」って、72、73歳くらいの頃から繰り返し伝えて、やめる予告をしています。「何でですか」って聞くから、「うちの決まりや。筋肉が衰えるかもしれへんし、メリットよりもデメリットのほうが上回る。あなたの場合は、別に心筋梗塞や脳梗塞を起こしたわけじゃないでしょ」って説明するんです（スタチンには筋肉損傷の副作用があり、重い場合には横紋筋融解症を起こすことがある）。

いきなりやめると、精神的なショックを受けて泣いてしまう人もいるんです。家に帰ってから、「薬を減らされた」って家族に訴える。だから年単位で予告をして、減薬の方向へもっていく配慮も必要なんです。

それに、うちは待合室に「薬を減らすクリニックです」って書いて、患者さんにアピールしているんです。東京かどこかに減薬専門のクリニックがあるらしいですが、わざわざ減薬専門クリニックに行かなくても、後期高齢者を診ている全国の医療機関が減薬に取り組まなければいけない。

鳥集　特定の医療機関だけでなく、どの医療機関でも減薬をするべきだと。

長尾　そうです。減薬専門というのは間違いです。若い先生に「薬はゼロが一番いいんだ」なんて言うと、「そんな人いない」って反論されることもあるんですが、いやいや、いますよ。それに、薬ゼロならお薬の飲み間違いなんて起こりようがありません。患者さんが高齢者の場合、朝、昼、晩の分をいっぺんに飲んでしまうとか、薬をＰＴＰシート（薬の包装材）のまま飲んで食道の粘膜が傷つくとか、薬剤師や介護士が薬を間違えて渡してしまうとか、薬の事故がしょっちゅう起こるんです。

鳥集　そんなに事故があるんですか。

長尾　誤薬なんかしょっちゅうです。それで介護施設などからたびたび電話がかかってくる。胃腸薬のようなたいしたことのない薬だったら、「いいよいいよ、大丈夫」って言うんですが、薬が多くなると危ない薬を間違えて飲んでしまう確率も高くなるんです。だからやっぱり、薬はゼロが一番いい。患者には薬を出さなければいけないと思い込んでいる医者が多いのですが、そんなことはありません。下剤1個だけとか、睡眠薬1個だけでもいいんです。

降圧薬、インスリンの「やめどき」とは

鳥集　降圧薬やスタチンもそうですが、中高年になって飲み始めて、そのまま用量が変わらないまま、漫然と飲み続けている人もいると聞きます。しかし誰しも、体の状態は変化していくものです。年齢によって変わるだけでなく、生活習慣や季節によっても変わる。そうしたことを、医者も患者もあまり考えていませんよね。

長尾　そう、何も考えていない。大きな会場で講演が終わった後、「降圧薬のやめどきはありますか」って、高血圧が専門の一番偉い先生に質問したことがあるんです。そうしたら、その先生は一瞬、フリーズしました。「うーん」ってうなったまま、しばらく言葉を発さなかった。それから、「血圧の薬は、基本的には一生飲み続けるものです。だけど……もしかしたらやめたほうがいい人はいるかもしれませんね」と答えた。アホかと思いました。やめどきがあるに決まっている。極端な話、100歳の人に必要なわ

けないでしょう。そんな当たり前のことを、権威ある先生が即答できないんです。

糖尿病専門医を集めて、「インスリンのやめどき」という講演をしたことも2回ほどあるんです。冒頭で、「インスリンのやめどきってあると思いますか？」と問いかけたら、全員がないと答えた。「死ぬまでやるんですか？」と聞いたら、「はい」と皆さん、手を挙げた。そんなわけがありません。在宅医療のお世話になるような人は、だんだん食べられなくなりやせていき、やがてインスリンがいらなくなる。そういうことを知らないのです。大学病院や大きな病院の専門医たちは、自分で歩き回れる糖尿病患者しか知らないから。

もっとひどいのは、認知症や老衰の終末期に病院に入院すると、「食べられないから」と胃ろうを作って、そこから栄養を1日に2000キロカロリーも入れるんです。すると当然、血糖値が上がりますよね。それに対してインスリンを1日4回打つ強化療法を導入して、自宅に帰ってくる。患者さんを糖尿病にするために、胃ろうを作っているようなものです。「何考えてるんや、アホちゃうか」と。それが専門医にとっては正解なんです。

<table>
<tr><td colspan="2">患者の特徴・健康状態</td><td>カテゴリーI
①認知機能
正常
かつ
②ADL自立</td><td>カテゴリーII
①軽度認知
障害～軽度
認知症
または
②手段的
ALD低下、
基本的
ADL自立</td><td>カテゴリーIII
①中等度
以上の
認知症
または
②基本的
ADL低下
または
③多くの
併存疾患や
機能障害</td></tr>
<tr><td rowspan="2">重症低血糖が危惧される薬剤(インスリン製剤、SU薬、グリニド薬など)の使用</td><td>なし</td><td>7.0%未満</td><td>7.0%未満</td><td>8.0%未満</td></tr>
<tr><td>あり</td><td>65歳以上
75歳未満
7.5%未満
(下限6.5%)
75歳以上
8.0%未満
(下限7.0%)</td><td>8.0%未満
(下限7.0%)</td><td>8.5%未満
(下限7.5%)</td></tr>
</table>

高齢者糖尿病の血糖コントロール目標(HbA1c値)

治療目標は、年齢、罹病期間、低血糖の危険性、サポート体制などに加え、高齢者では認知機能や基本的ADL、手段的ADL、併存疾患なども考慮して個別に設定する。ただし、加齢に伴って重症低血糖の危険性が高くなることに十分注意する。そのほかの注意事項に関しては、日本糖尿病学会のHPを参照

出典：一般社団法人 日本糖尿病学会ＨＰ

鳥集　糖尿病になるということは、摂取カロリーが多すぎるということですよね。

長尾　そうです。終末期の患者さんに、そんなに栄養はいらないんです。仮に体のサイズから1600カロリー必要とされたとしても、その半分にすればインスリンなんかいらない。そういうことを知らずに、患者の体重や身長などといった病院の勝手な基準に基づいて栄養療法をやってしまう。とくに最近は、栄養が足りないとフレイルになると言って、高齢者の低栄養を防ぐことが医療の大きな課題になっている。そのコマーシャリズムに乗せられて、いろいろな人工栄養を入れて、ブロイラーのように太らせる。

そういう人が自宅に戻ってきたら、僕はインスリンを一旦ストップします。外国では多くの場合、後期高齢者の血糖管理は「放置」なんです。何もしない。なぜかと言うと、薬が効きすぎた時に起こる低血糖のほうが危ないからです。300〜400程度の高血糖では死にません。ところが日本では、「厳格な血糖コントロールが大事」と医学部生も研修医も習うから、相手が90歳だろうが100歳だろうが同じようにしようとする。もう何年か前に、高齢者の糖尿病の治療目標[*6]が変わったことも知らない。

鳥集　ええ、変わりましたね。

長尾　高齢者で中等度以上の認知症がある人は、ヘモグロビンA1cが8・0未満でも構わないと書いてあるのですが、眼科に行くと「7・0を超えてるからアカン」と言われて帰ってくるんです。いや、それでいいんだと言っても、治療目標が変わったことを知らないいんです。高齢者の血糖管理について習うチャンスがないから、昔の基準のまま知識がストップしている医者もいっぱいいる。

医学にはやめどきという概念がない

鳥集　さすがにSU薬（スルホニル尿素薬[*7]）を使う医師は減ってきていますよね。

長尾　具体的にはアマリール（一般名・グリメピリド）とかグリミクロン（一般名・グリクラジド）でしょう。これは年々減っていて、今はSGLT2阻害薬[*8]がメインです。これも心不全の予防になるとされており、治療的にはいいんですが、これもいつまでやるの？　という話なんです。寝たきりになって、要介護4や5になって、ごはんもあまり食べられないのに、そんなにいるんか？　と。脱水になりますよね。メトグルコ（一般名・メトホルミン[*9]）なんかもそうです。

あるいは骨粗しょう症に使われるビスホスホネート製剤とかRANKL製剤なんかもそうですが、寝たきりの人にまでいらないだろうと。それなのに、骨粗しょう症の手帳みたいなものをもたされて、骨密度がどうなったかとか、ちゃんと薬を使ったかどうか

＊6 高齢者の糖尿病の治療目標……2016年に日本糖尿病学会と日本老年医学会の合同委員会が高齢者糖尿病の血糖コントロール目標を公表。高齢者は糖尿病の治療で重症低血糖を起こしやすく、認知機能を障害するとともに心血管疾患のリスクともなり得ることから、患者の健康状態に応じて通常より治療目標を緩めに設定した。

＊7 SU薬（スルホニル尿素薬）……膵臓からのインスリン分泌量を増やし、血糖値を下げる。古くからある薬で、かつては大量に使われたが、危険な低血糖を起こしやすいということで、使う医師が減っている。

＊8 SGLT2阻害薬……最新の糖尿病治療薬で、尿から糖を出すことで、血糖値を下げる作用がある。体重が減りやすく、低血糖を起こしにくい特徴がある一方で、尿路感染症や脱水に注意が必要とされる。

＊9 メトグルコ（一般名・メトホルミン）……肝臓で糖が作られるのを抑制することなどで血糖値を下げる作用がある。古くからある薬で、一時期、乳酸アシドーシスという副作用の懸念からあまり使われなかったが、有効性や安全性が見直され、薬価が安いこともあって、最近では糖尿病の第一選択薬として使われるようになった。

チェックせよと。もう〝餌付け〟されているというか、死ぬまでずっと薬を使い続けるように教育されている。

「こんな薬、もう打たんでええよ」と僕が言ったら、「私たちもそう思っていました」ってご家族も言うんです。しかし、誰も止めない。ボクシングの試合でも、「もう危ない」と思ったら、レフェリーが間に入って止めますよね。でも、医学にはやめどきという概念がなく、止める役もいない。だから、「やめどき学」を広めるべく、僕は本を書いているんです。

鳥集　コロナワクチンもそうですよね。4回も5回も打たされましたが、もうそろそろやめないと。

長尾　中には間違えて、7回打った人もいる。それでもやめんわけです。医療だけでなく、スポーツや仕事なんかもそう。なんでもやめどきがある。引退や定年の時が来たら、モードを切り替えて第二の人生がまたスタートします。人生は長いんだから、やめどきを考えないと。昔は「人生50年」だったから、明確なやめどきっていうのはなかったのかもしれないけど、今は80年、90年と長くて、人生「二毛作」とも言われています。それで、かえってやめどきが見えにくくなっているのかもしれません。

でもやっぱり、薬にはやめどきがある。先ほども言ったように、優先順位をつけて低いものからやめていけばいいということを、広く知ってもらう必要があるんです。今は、やめるのは悪いことだという概念しかありません。飲むことが善で、やめることが悪だという感じになっている。

98歳、ひとり暮らし。医者にはかからない

鳥集　逆に、ぜんぜん薬を飲んでいないのに元気な人っていますか。

長尾　もちろんいます。もう98歳になったのかな。男性の方で、自分で食事療法とか運動療法を実践して、医者にかからないことをモットーとしておられる。本にも書いたのですが、96歳だった時点でどこにもかかっていないし、要介護認定も受けていない。ある日、市役所の人が自宅にやってきたんです。ちゃんと生きているかどうかの確認に（笑）。

鳥集　90歳を超えて医者にかかっていない、介護の世話にもなっていないとなると、市

役所の人も「もしかして……」と思うでしょうね。

長尾　90歳を超えているのに一人暮らしで、医療費も介護費もまったく使っていない。そんな人はいないはずだと思い込んでいるけど、現実にはいるんです。その人はいろいろな本を読んだり、NHKの「きょうの健康」を見たりして、健康法を実践しています。ただ、「きょうの健康」は専門医の一番偉い人が出てきて、最後にはやっぱり薬を勧める。でも、その人は、薬は飲まないと決めていて、薬以外の食べ物とか運動とか、そっちのほうを学んでいるんです。現在は100歳近くなり弱ってきたので僕が主治医になりましたが、月に1回、訪問診療するだけで、お薬はずーっとゼロ。デイサービスも、もちろん行っていない。でも自宅でリハビリだけ毎日やっている。

鳥集　年を取るとどこかが痛いとか、眠れないと訴える人が多いですよね。その方は、何も症状がないんですか。

長尾　その男性は92、93歳までバイクに乗っていて、カーブの時に45度ぐらい車体を倒して曲がりますよね、その時に堤防から転落したんです。それで、あばらが2、3本折れたはず。それでも病院に行かなかった。「大丈夫、ちょっと折れてるだけや」（笑）。

そういう人も世の中にはいるんです。

鳥集　眠れないというのもないんですか。

長尾　その人はないですね。若い頃から、規則正しい生活をずっと続けているからでしょうか。今はアメリカ人のボランティアに来てもらって、英語のレッスンも受けています。こんなふうに、超高齢でも薬がゼロという人が実際にいるんです。でも、ほとんどの医者は残念ながら、医者にかかっていない人と触れ合うことがない。だから、こういう人がいることを知らないんです。

鳥集　確かにそうでしょうね。

長尾　僕は、介護施設や訪問看護のスタッフや地域の人たちと常日頃から情報交換しているから、医者にかからず自立を保っている高齢者をたくさん知っています。でも、普通のお医者さんだとそうはいかない。

逆に、病気があるのに医者にかかっていない人もたくさんいます。僕はある大企業の産業医を28年間やってきたんですが、健康診断のデータを見ると、ひどい糖尿病の人が必ずたくさん見つかります。それにもかかわらず、医者にかかっていない人がその中に

2、3割はいる。病気の人は必ず医者にかかっているはずだという思い込みがあるけど、そうではないんです。本当に治療を受けるべき人は受診すべきですが、医者嫌いでかかっていない人もいる。さまざまな状況があるんです。

それなのに、多くの医者は、自ら受診する狭い範囲の患者しか見ていない。僕は校医もしてきたんですが、高校生の中にも糖尿病や超肥満の生徒がいて、医者にかかっていないことも少なくない。ところが、校医の経験がない医者は、そういう若者を診るチャンスがないわけです。本来、医者というのはいろいろな社会をよく見ないとダメなんです。目の前に現れた、「病名」のレッテルを貼られた人だけ見ていると必ず失敗する。社会には多種多様な人がいるんだということを知るべきです。むしろ患者さんから教えてもらうことのほうが多いのですから。

薬ゼロで元気に長生きする秘訣

鳥集　もし薬ゼロで元気に長く暮らしたいと思うなら、具体的に、どんな生活をするのがいいでしょう。

長尾　１００歳を超えた人たちを調べる「百寿者研究」というのがあるんですが、長生きに絶対的な法則はないというのが結論なんです。たとえば何時に寝て、これを食べたら１００歳まで生きるというのは、やっぱりない。だけど、それぞれが自分なりの健康法みたいなものをもっているようです。

僕の経験の範囲で言えば、一定のリズムで生活している人が多いとは思います。夜型、朝型といろいろあって、朝５時に起きる人もいれば、昼前に起きる人もいる。でも、起きて寝る時間は一定している。

また、食事も単一のものではなくて、いろいろなものを食べていて、結果的にはバランスのいい食事を取れている人が多いように思います。肉が好きだからといって、肉ばかり食べていたらよくないですよね。肉も食べる、魚も食べる、野菜も食べるという生活がいいと思います。

それから、食べすぎは避けるべきです。１日４食だとか、間食が多いのもよくない。デイサービスやショートステイ、入居施設を利用するとおやつが出るんですが、これはあまりよくありません。太ってくるので。甘いものの食べすぎもダメです。たとえばですが、お昼を食べたら夕食まで何も食べないこと。

鳥集　ちゃんとお腹を空かせることは大事かもしれませんね。

長尾　そうです。長生きしている人には、お腹を空かせることが大事だということを知っている人が多くて、食事の時間やリズムも一定している。何よりも、食事が偏っていない。月並みですけど、そういう人が多いです。自分なりに工夫して食べていて、すべて外食という人はあまりいません。自分で作るか、誰かに作ってもらう。先ほどの98歳の男性も、自分で料理して食べています。

鳥集　100歳近くになって自炊しているというのは、すごいですね。あと、睡眠障害の専門医に話を伺うと、「きょういくときょうよう」という言葉をよく聞きます。「今日行くところと、今日の用事を作る」――つまり、外に出かけていって人と会ったり体を動かしたりすることで、適度に疲れて夜に眠りやすくなり、睡眠覚醒リズムを作りやすくなる。誰かとお喋りすることで認知機能も維持できる。そういう何気ない日常の行動こそが大事ですよね。

逆に、家族で暮らしていると、「おばあちゃん、そんなに動かんといて。けがしたら危ないから」となりがちですが、家でも一定の役割があって、体を動かしてもらったほうがいいんだと聞いたこともあります。

長尾　まったくその通りです。僕のクリニックの近くに、尼崎の古い商店街があるんですが、そこに行くと90歳を過ぎて働いている人がいるのです。ずっと座ったままなんですが、「いらっしゃい」とお客さんを迎えたり、お代の受け渡しをしたり。一見するとお人形さんみたいやけど、しっかり働いてはるんですね。自営業だからできることなのかもしれませんが、90を過ぎて、お給料をもらって、働いているって素晴らしい。まさに「きょういくときょうよう」がある。多少の認知症があったとしても、そこに座っていることがその人にとっての生きがいのひとつであり、リズムであり、長生きの秘訣なんです。逆に、そういうことができなくなったら、衰えるのが早いという印象があります。

鳥集　生涯現役で働こうとか、積極的に外に出て人と会おうということを、コロナ前には医師会も積極的に広報していましたよね。サルコペニア（筋肉減少症。加齢に伴って筋肉がやせ衰えること）やフレイルを予防するために、パンフレットまで作って広めようとしていたのに、コロナ自粛で立ち消えてしまった。

長尾　そう。フレイルの啓発なんて、今さらやってももう遅い。２０２０年4月、僕は『歩くだけでウイルス感染に勝てる！　歩行で新型コロナやインフルエンザを克服しよう』（山と溪谷社）という本を出して笑われましたが、その時点で言うべきことは言ってるんです。コロナ自粛を続ければ高齢者は衰弱が進み、要介護になる人が増えて、どんどん亡くなっていく。でも医療界もメディアも無視。そんなことは最初からわかりきっていたのに、医者たちは今頃になって言っているわけです。すべてが遅すぎる。

「バカ発見器」として機能したコロナ

鳥集　この年末年始（２０２２～23年）も政府の専門家が、感染が拡大してきたから帰省は控えて、おじいちゃんおばあちゃんに会うのは我慢しましょうと言っていました。

長尾　逆なんです。僕はいろいろなところで喋っていますが、政府や専門家、偉いお医者さんが言うことと反対のことをしたら、元気になります。

鳥集　なるほど（苦笑）。

長尾　「家にいてください」と言われたら、外出してください。「人に会わないでくださ
い」と言われたら人に会いましょう。それぐらい言わないと、間違った情報を信じ込ん
でしまう。ワクチンもそうですけど、そうした間違った情報によって、命を奪われる人
が現実にいるんです。医学・医療というのは終わったな、そう思わざるを得ない。僕も
医学者・医療者のひとりだと思うのですが、自分がそういう人たちと同じ世界に生きて
いること自体に、もう嫌気が差してきた。

鳥集　医学・医療がとことんダメだというのを、僕もコロナの3年で嫌というほど痛感
しました。僕は長尾先生や森田洋之さん、児玉慎一郎さんのように訪問診療を実践して、
高齢者や地域の人を診ているお医者さんの話を聞いていますから、コロナ自粛なんてい
うものを続けたらかえって高齢者は不幸になるだろうし、それが当然の考え方だと思っ
ていました。ところが、コロナ騒ぎのおかげで、「医学界・医療界って、そういう考え
が基盤になかったんだ」「上っ面でしか理解していなかったんだ」ということが、すご
くよくわかりました。

長尾　本当にそうです。この3年間のコロナ禍というのは「バカ発見器」として機能し

て、医者の9割以上が役立たずだということがはっきりした。僕にしても、森田先生や児玉先生にしても、医学・医療界の中では「トンデモ」と分類されているかもしれない。だけど、逆ですよ。誰が「トンデモ」なのかは、最終的に国民が判断すると思いますが、「トンデモ」の人たちと同類の職業に就いていること自体が、本当に嫌なんです。それは鳥集さんも一緒だと思う。ジャーナリストの仲間たちが、なんでこんなに情けないのかと。

鳥集　このコロナ騒ぎで痛感しましたが、日本の専門医、とくにテレビに出るような偉い人たちは、〝煽り屋〟なのかと思いますよね。

長尾　そうです。煽り屋です。煽って煽って、ワクチンなりゾコーバなりラゲブリオなり（73ページ注1参照）、薬を売るのが専門家。煽って薬を売る、煽り商法。もう、ぼったくりバーの呼び込みの人みたいに見えるんです。「ええ子いまっせ」って誘い込んで、最後はびっくりするような料金を請求する。

医学部の教授とは、本来は医学とか科学の本道というか、本質を教えるべき人たちであるはずなのですが、そういう臨床系の教授がいなくなった。もうゼロに等しいでしょう。僕はね、臨床の教授は皆、洗脳セミナーの講師って呼んでいるんです。薬の講演ばかりして、大学の給料よりも多額の講演料を稼ぐことが仕事になっている。製薬会社のMR（医薬情報担当者＝製薬会社の営業担当）さんにちやほやされて、講演のアルバイトに精を出す人のことを、医学部の教授と呼べるでしょうか。医学・医療の堕落ぶりに、当の本人はまったく気がついていなくて、「ああ、俺は偉くなったな」などと勘違いするわけです。製薬会社からお金をもらうことでしか承認欲求が満たされないような、心の貧しい教授たちばかりになってしまった。そうじゃない教授など、もういないんじゃないかと思うほどです。

専門家の言う通りにやっていたら殺される

鳥集　患者さんの側も、偉い先生が言っていることだから手放しに信用しようというのは、やめたほうがいいですよね。

長尾　コロナではっきりしたはずです。テレビに出ている偉い先生の言っていたことは、ことごとく間違っていましたよね。もう、医学・医療の権威の「化けの皮」は剥がれたんです。今までは、医学部の教授といえば立派な人たちのはずだと思っていたかもしれないけど、もうそんな時代ではありません。「賢い患者になれ」というのは昔から言われてきたことですが、今回、その意味が皆さんにもしみじみわかったと思う。やはり、自分が信頼できるかかりつけ医を見つけておくことが、どれほど大事かということです。

鳥集 専門家が繰り返していた「マスクをすれば感染予防になる」とか「皆がワクチンを打てばコロナが収束する」というのは、全部間違っていました。日本はマスク優等生なのに、第7波で世界最多の陽性者を記録しました。また、4回も5回もワクチンを打ったのに、コロナ感染死も過去最多となりました。政府や専門家が言う通りやった結果がどんなものであったのかということを、国民もしっかり理解して、次の行動に活かしていかなくてはなりません。

長尾 そう。専門家の言う通りにやっていたら殺されるということに皆、気づくべきです。先ほども話したように、医学・医療は堕落しきっています。だからこそ、ゼロから再構築しなくてはならないと僕は思っています。

でも、そうした問題意識を医学界・医療界はこれっぽっちももっていません。「我々の頑張りでコロナを乗り切った」と主張するのでしょうが、まったく逆ではないでしょうか。彼らは国民の足を引っ張ってきただけです。「あんたら、おらんほうがぜんぜんマシやった」――僕はそのぐらいに思っています。

人間の歴史というのは、こんなふうに権力にとって都合のいいように書き換えられてきたのかなと思って、絶望的な気持ちになることもあります。長い歴史の中で見たら、僕なんかあっという間に埋もれていくことでしょう。結局、政府の専門家や日本医師会が奮闘したと医学の教科書には書かれるんでしょうね。そして、ワクチンの「運び屋」の大臣が英雄とされるのかもしれない。ほんまに世も末やな、と思いますよ。

コロナワクチンの深刻な薬害

鳥集　政府や医学・医療界だけでなく、マスコミもそうですが、薬害の歴史からも何一つ学んでいませんでした。

長尾　本当にそうですね。薬害エイズや薬害イレッサの教訓から何も学んでいません。今回のコロナワクチンの接種後死亡はおよそ２０００人と報告されていますが、このワクチンの薬害を追及している小島勢二名古屋大学名誉教授や福島雅典（まさのり）京都大学名誉教授は、ワクチン関連死を含めるとおよそ数万人はいるだろうと推測しています。そうであれば、人類史上最大の薬害なんです。おそらくコロナで死んだ人よりも薬害で死んだ人のほうが多い。そんなことを、きちんと検証しないこと自体がおかしいわけです。

それなのに、医師の多くが薬害という意識すらもっていなくて、いまだにワクチンはいいものだと思っている。僕がワクチンについてネガティブなことを言うと、同年代の医者たちが「君は何ていうことを言うんだ」と食ってかかってきます。「君はそんなこともわからんのか」と、先輩からも叱責される。普段はジェントルマンの人でも、殴りかかるくらいの勢いで文句を言ってきます。でも、喧嘩するだけ損。バカと喧嘩しても得るものがないから、「ああ、そうですか」と言って誤魔化しているんですが、どうしてこれほどまでに理解力のない医者が多いのか、僕は本当に信じられないんです。皆、悪人ではないんです。善人なのですが、「洗脳」されているだけ。だから心の中では「善魔だなあ」と思うようにしている。

鳥集　やはり社会を知らないからではないでしょうか。多くの人が暮らしている社会ではなく、「病気」のレッテルを貼られた患者さんばかりが訪れる病院の中で、製薬会社の息のかかった論文や彼らに都合のいい情報ばかりに触れている。そのような閉鎖的な環境に長くいるから、視野狭窄（きょうさく）に陥るのではないかと思います。

長尾　たとえば、旧統一教会もオウム真理教も、信者の洗脳というのは簡単には解けないですよね。あれだけの犯罪や問題を起こしたのに、今も活動している人たちに強い反省があるようには見えない。医療界もたぶん、反省することは永遠にないと思うんです。自らの手で打ったワクチンによって健康を害した人がいるかもしれないのに、むしろ「自分は勲章に値するほどの立派な行いをしているんだ」くらいのことを思っている可能性がある。これも洗脳のなせる業としか言いようがありません。思えばオウム真理教も、東大とか早稲田といった高学歴の人たちが洗脳されていましたよね。

鳥集　そんな高学歴の人たちがいとも簡単に洗脳されてしまう、ということが不思議でした。

長尾　皆、いい高校から一流大学に進んで、人殺しに加担した。あれと同じではないですか。こういうことを言うと怒る人がいると思いますが、僕から見たら一緒です。コロナワクチンを接種した後にヤコブ病を発症する人がいるのですが、昨年12月に3人お看取りがあったんです。12月の初めにワクチン5回目を打って、ヤコブ病だと言われた方のご家族から相談があって、今日も電話で話しました。

コロナワクチンを打ってヤコブ病になるなんて、荒唐無稽だと思う人もいるでしょうが、以前から、コロナワクチンによってできるスパイクタンパクが、ヤコブ病の病原体であるプリオンと似た働きをするのではないかという指摘が当初からありました。もしかすると、ワクチンによるヤコブ病があるかもしれないと疑うことが医学の基本です。それにもかかわらず、ほとんどの医者には、「害をなしているかもしれない」という意識すらないんです。

「知らなかった」では済まされない

長尾　ワクチンを接種した医者にも、ある程度の責任はあると思うんです。「インフォームド・コンセントのうえで打っているのだから、責任はない」と反論されるかもしれませんが、自分が接種した人が亡くなったのなら、線香の一本でも上げにいくのが人間ではないか。だけど、「ごめんなさい」という気持ちすらぜんぜんない。河野太郎初代ワクチン接種推進大臣も、ブログで「私は運び屋に過ぎない」という趣旨のことを書いていましたが、何ていうことを言うのかと驚きました。

鳥集　あの責任逃れの言い方には、僕もびっくりしました。

長尾　「運び屋」って、覚醒剤の売人とか武器商人のことでしょう。ワクチン接種に関わった人たちは、皆、自分が逃げることしか考えていない。2023年になってもなお、その危険性に気が付いていない医者が9割以上です。ワクチンの問題を追及している井上正康先生（大阪市立大学名誉教授）がよく「圧倒的マイノリティ」という言葉を使いますが、現在においても我々は、圧倒的マイノリティです。

鳥集　そうですね。諦めの気持ちになることもあります。

長尾　でも、このままでは終われないという気持ちもあるんです。医者たちは、断罪されるべきだと僕は思います。厳しい意見かもしれないけれど、リスクに無知で経験の乏しい医者が手術して、患者さんを殺してしまった。そんなレベルだと思います。「知らなかった」では済まされません。

鳥集　本当にそう思います。そもそも、ｍＲＮＡワクチンのリスクについては、早い時期から警鐘を鳴らす研究者や医師がいました。

長尾　僕らは、危険性について訴え続けてきたわけです。医者たちはプロなのですから、「そんなの知りませんでした」では済まされない。結局、誰もがうやむやにして終わらせたいんです。政府も医学界・医療界も事実をもみ消して、なかったことにしたい。

鳥集　国内の死者が異様に増加しているのも、「隠れコロナ感染者が増えたから」ということにしようとしています。

長尾　そうです。だから僕は、２０２２年11月18日に参議院の厚生労働委員会に参考人として呼ばれた時に、ワクチン後遺症やワクチンヤコブのことを話しました。ワクチンヤコブの人は、外国でもたくさん出ています。何の罪もないのにこんな目に遭わされて、本当にかわいそうですし、当然ながら見過ごすことなどできません。「知らなかったでは通りません」という意味を込めて、国会の議事録に残したんです。

コロナワクチンの薬害被害者が救済されるまでには、これから何十年もかかるでしょう。このままだと歴史に埋もれてしまい、亡くなった人たちの魂が浮かばれません。だからこそ、武道館で何万人もいる犠牲者の合同葬をしたいんです。だって、母国に殺されるなんていうことがありますか。何一つ悪いことをしていないのに、何万人も殺されている。こんな犯罪を見逃していいのでしょうか。

鳥集　海外では、ワクチンによって亡くなった人たちの顔写真をもって集まり、追悼デモなどもしているようですね。日本でもそういうことをやったほうがいいですよね。

市民の力こそが医療を変える

鳥集　今回は薬をテーマにしていますが、最後に、このコロナ騒ぎを踏まえて、我々は医療とどう向き合えばいいのか、話していただけますか。

長尾　このコロナ騒ぎを通して、お医者さん一人ひとりの本性が、炙(あぶ)り出されたわけです。彼ら一人ひとりの、コロナやワクチンに向き合うスタンスを記憶しておいてください。でも皆さん、とにかく忘れてしまう。それで、再び周囲に流される。そうしたループから抜け出さない限り、同じような薬害は何度でも起きるでしょう。だからこそ、「ダメ医者」にはバッテンをつけて、二度とかからないようにしないと。

鳥集　コロナに関しても、最初から「怖い、怖い」って過剰に煽ったり、ワクチンを「打て、打て」と言い続けたりした医者ではなく、コロナとうまく付き合いましょう、こんな状況でも外に出て歩きましょう、人と会いましょうということをちゃんと言ってきたお医者さんなのかどうかを、見極めることが大切ですね。

長尾　その通りです。僕のクリニックもそうですが、多くの医療機関が毎月冊子を出したり、ホームページで発信をしたりしています。そのバックナンバーを確認してみてください。少なくとも2022年の時点で、「家に閉じこもっていましょう」とか「ワクチンを打ちましょう」と書いている医療機関や医者はバッテンです。だって、その時点でダメなことがわかっているんだから。

グルメサイトみたいに、患者の側が医者を評価していく時代に変わっていくべきです。ダメなものをダメだと言うのは、市民の正当な権利です。地域で市民が集まって、「このいつダメ医者や」って、バッテンをつけるのもいい。それくらいのことをしないと、医者も気づきません。

やっぱり大半の医者というのは、自分は神様だと勝手に思い込んでいるんです。その思い上がりに対して、冷や水を浴びせることができるのは、市民だけ。市民の力こそが医療を変えるものだと僕は信じていますし、そうした機運が高まることを願っています。とにかく、市民が医療をつくっていくんだという意識をもつべきです。患者と医師の間には上下関係などなく、対等です。むしろ市民のために医療があるんです。それを忘れないでいてください。

ながお・かずひろ●1958年、香川県生まれ。長尾クリニック名誉院長。84年に東京医科大学を卒業後、大阪大学第二内科に入局。市立芦屋病院内科などに勤務後、95年に兵庫県尼崎市で開業。年中無休の外来診療と訪問診療に携わる。『「平穏死」10の条件』『薬のやめどき』『安楽死特区』(以上、ブックマン社)、『病気の9割は歩くだけで治る!』『コロナ禍の9割は情報災害』(以上、山と溪谷社)など、著書多数。

第四章

「基準値」原理主義が寿命を縮める

和田秀樹
（ルネクリニック東京院院長）

２０２２年、『70歳が老化の分かれ道』（詩想社新書）がベストセラーとなった精神科医の和田秀樹さんは、自身も糖尿病や高血圧を患っているが、基準値にとらわれないことの大切さを説く。70歳を超えても「現役」として、長くアクティブに過ごすには、どのように薬と向き合い、どんな心がけで生きていくべきなのか。その足を引っ張る医学界やメディアの問題も含め、率直なお話を伺った。

糖尿病の「治療」によるダメージ

和田　昨年（２０２２年）11月、俳優の渡辺徹さんが亡くなりましたよね。「糖尿病の治療のダメージもあったのではないか」という趣旨のことを私のユーチューブチャンネルで話したら、30万回くらい再生されました。

鳥集　それはすごいですね。

和田　何が言いたいかというと、渡辺さんは太ったり痩せたりを繰り返していました。

血糖値は正常にしようとすればするほど低血糖[*1]の時間帯が生じるから、ひょっとすると高血糖の時ではなくて、低血糖の時に臓器がダメージを受けるのではないかと僕はずっと考えてきたんです。

僕が昔いた高齢者医療の先駆け的な医療機関である浴風会(よくふうかい)病院（東京都杉並区）では、「お年寄りの高血糖や糖尿病は治療しないでいい」と、一見すると過激なことを言う医者がいたんです。現実に、そこに併設されている老人ホームの入居者の生存曲線をとると、糖尿病群と境界群と正常群とで、まったく生存曲線が変わりませんでした。その事実からもわかる通り、年を取ったら血糖値なんてあまり気にすることないんです。

＊1　低血糖……糖尿病で血糖降下薬を飲んでいると血糖値が下がりすぎて低血糖を起こすことがある。冷や汗、脈が速くなる、手や指が震える、頭痛、眼のかすみ、集中力の低下などの症状が出て、重篤になるとけいれんや昏睡を起こし、死に至る場合もある。低血糖を起こした場合には、ブドウ糖や飴玉などをすぐに摂取して、血糖値を上げる必要がある。頻回に低血糖を起こすと狭心症や心筋梗塞を誘発し、認知機能の低下にも関係すると言われている。すぐにダメージの出ない高血糖より低血糖のほうが何倍も危ないと言う医師が多い。

ところが今、僕が勤めている病院によく担ぎ込まれてくるのは、朝の血糖値を正常にしようとするあまり低血糖の時間帯が起きてしまって、失禁したり頭が朦朧としたりするお年寄りばかりなんです。糖尿病を無理やり正常レベルに戻す治療をすると、かえって害になり得るわけです。

鳥集　今でこそ、糖尿病のガイドラインでも、高齢者は血糖値をあまり下げなくていいことになりました（163ページ注6参照）。

和田　そうですね。さらに言うと、昔、浴風会病院で亡くなった267名の解剖結果を調べたところ、アルツハイマー病の人は、糖尿病のある人が8・8％（34人中3人）だったのに対し、糖尿病でない人は27・4％（233人中65人）で、糖尿病でない人のほうが圧倒的にアルツハイマー病が多いという結果だったんです。だとすると、「脳というのは、糖が多いほうがアルツハイマーになりにくいよね」という話になるわけです（板垣晃之他「糖代謝とアルツハイマー型痴呆について」日本老年医学会雑誌1996年33巻8号）。

鳥集　そうなんですか。一般的には、糖尿病のほうが認知症になりやすいと言われていますが、実際にはその真逆のような気がします。

和田　九州大学が行っている有名な疫学研究である「久山町研究」のデータだと、糖尿病のある人は、ない人と比べて2・1倍もアルツハイマー病を発症するリスクが高いという結果になっている。かつ、難治性の糖尿病だとリスクが3倍にもなるというのです。難治性ってどういうことかというと、薬やインスリンをたくさん使っても血糖値があまり下がらない人たちのことですよね。だとすると、薬やインスリンをたくさん使っているから、認知症になりやすいのではないかということも考えられるわけです。

鳥集　薬によって引き起こされた低血糖のダメージによって、ということですね。実際、高血糖より低血糖のほうが怖くて、脳にダメージが残りやすいと言われています。

和田　そうです。九州大学の研究対象になっている久山町は、いわば健康管理都市なので、血圧が高ければ血圧を下げる薬、血糖値が高ければ血糖値を下げる薬を投与されるはずです。それにもかかわらず、血糖値が高い人のほうが2・1倍もアルツハイマーになりやすいんです。一方、実質的に放置していた浴風会病院では、逆に糖尿病の人のほうが、およそ3倍もアルツハイマーになりにくかった。だとすると、低血糖のダメージのほうが、高血糖のダメージより大きいのではないかと考えられます。
鳥集 研究者の中には、アルツハイマー病は「脳の糖尿病だ」と言う人もいますが、どうなんでしょうか。
和田 僕はそんなのまったく信じていません。だから、自分自身も血糖値は朝300（mg／dℓ）でコントロールしているんです。それくらいにしておけば、低血糖の時間帯は絶対にできないと思っているから。

喉の渇きで糖尿病が発覚

鳥集 ただ、血糖値が300って聞くと、多くの人は心配になりますよね（空腹時血糖値の正常値は70以上〜100mg／dℓとされる）。
和田 もともとは660だったから、それに比べると300は低いもんです。
鳥集 それにしても、正常とされる範囲をかなり超えています。和田さんは不安になりませんでしたか。
和田 一応心配だから、眼底検査を半年に一度、腎機能の検査（GFR＝糸球体ろ過量）を3カ月に一度受けています。僕の糖尿病がわかったのは4年ほど前、２０１９年の正月です。その時に６６０あったんです。

鳥集　やはり、糖尿病の症状があったのでしょうか。おしっこがよく出るとか、やたらと喉が渇くとか。

和田　そう。その前の年から自分が監督した映画の試写が2時間あって、おしっこを我慢できなかった。「やばいな、ジジイになったな」なんて思っていたんですが、それが糖尿病のせいだとは考えてもみませんでした。

２０１９年の正月も、喉が渇いて仕方がなかったんです。風邪をひいていたので、風邪薬のせいで喉が渇くのだろうと思っていたのですが、風邪薬をやめても喉が渇く。そこで、友人の医者に「血糖値を一度測っておいたほうがいいよ」と言われて測ってみたら、６６０だった。

鳥集　その時はどんなお気持ちだったんですか。「糖尿病になった」って、落ち込みませんでしたか。

和田　それがね、その頃、月に体重が5kgも落ちたんです。「急に糖尿病になってね、体重が月に5キロも落ちたんだ」って話したら、知り合いの医者から「絶対すい臓がんだよ」って言われて。そっちのほうで暗澹（あんたん）たる気持ちになっていたから、糖尿病のほうはあまり気にならなかった（笑）。

鳥集　すい臓がんじゃなかった、かえって糖尿病でよかったぐらいの感じだったんですね。

「薬より運動」で血糖値が下がった

鳥集　それで、糖尿病の治療はどうされたんですか。

和田　鳥集さんはご存知でしょうか、岡本卓先生（愛し野内科クリニック院長。『インスリン注射も食事制限もいらない糖尿病最新療法』角川SSC新書などの著書がある）。

鳥集　北海道の先生ですよね。糖質制限の本（『本当は怖い「糖質制限」』祥伝社新書）を拝読したことがあります。

和田　岡本先生は僕の東京大学医学部の同級生で、ACCORD試験*2を日本で初めて紹介する本を出すというので、出版社の編集者に引き合わせたことがあるんです。

鳥集　有名な糖尿病の研究ですね。標準的な治療をする群と厳しく血糖値を下げる治療をする群とを比べる臨床試験を行ったところ、厳しく血糖値を下げたほうが、かえって死亡率が高くなってしまったという。

和田　そうです。岡本先生は、インスリンは2型糖尿病にはよくないと言っています。僕も、以前から1型と2型[*3]に同じ治療をするのはおかしいと思っていたんです。それで、

*2　ACCORD試験……米国国立心肺血液研究所（NHLBI）が、心血管リスクがとくに高い2型糖尿病の患者を対象に、ヘモグロビンA1c（131ページ注2参照）を目標値の6％未満まで厳しく下げる「厳格治療群」と、穏やかな7％台を目標とする「標準治療群」とで治療効果を比較する臨床試験を実施し、2008年に中間報告を発表。厳格治療群で死亡率がおよそ2割も高いことがわかり、試験は途中で中止となった。ACCORD試験の予想外の結果は、その後の糖尿病治療のあり方に大きな一石を投じることとなった。

*3　1型と2型……糖尿病には1型と2型がある。1型は何らかの要因で膵臓から血糖値を下げるホルモンであるインスリンが出なくなるのが原因で、子どもや若いうちに発症することが多い。2型は遺伝的な要因に加え、生活習慣によって血糖値が高い状態が続くことで、インスリンの効きが悪くなったり（耐糖能異常）、インスリンの分泌が低下することで起こる。糖尿病患者の圧倒的多数が2型糖尿病。

インスリンだけは使いたくないなと思って、岡本先生に紹介された医者にかかって、血糖降下薬をもらった。だけど、あまり下がりませんでした。

鳥集　どの薬をもらったんですか。

和田　メトグルコ（163ページ注9参照）やグリミクロン（163ページ注7参照）といった、ごく当たり前の薬です。ところが、結果的にはスクワットと歩くことで血糖値が下がったんです。

鳥集　なるほど。「薬より運動」だったんですね。

和田　下がったといっても、300ですよ。でも、300にしておけば、朝、あまり喉が渇かないんです。

鳥集　スクワットと歩くのは、誰かに言われたのではなく、自分でやり始めたのでしょうか。

和田　「スクワットで血糖値が下がる」というのを本で読んだんです。それでも、1日10回くらいです。歩くのは30分ぐらいかけるようになりました。自慢じゃないですが、それまではまったくと言っていいほど歩かなかった。

鳥集　ものを調べたり本を書いたりするのに、机に向かっている時間が長いんでしょうね。それで、どれぐらい続けたら300ぐらいまで減ったんですか。

和田　1カ月ぐらいです。でも、それよりは下がらない。

鳥集　それはもう、耐糖能異常（血液中のブドウ糖を処理する能力に不具合が起きている状態）になっているということなのでしょうか。

和田　そうかもしれません。

薬を飲むのは「自分で加減しながら」

和田　それで今は、血糖値が300を超えるとメトグルコ（一般名・メトホルミン）を飲み、400を超えたらSGLT2阻害薬のフォシーガ（一般名・ダパグリフロジンプロピレングリコール水和物）を飲むようにしています（163ページ注8参照）。

鳥集　300を超えて、血糖状態がよくないなと思ったら、自分で加減しながら薬を飲んでいるという感じですね。そんな治療、普通の医者だったら、たぶんしないでしょう。一定した量の薬を、毎日飲みなさいって言われます。

和田　そうでしょうね。

鳥集　決められた通り、一定量を飲まなくてもいいというお考えなんですか。

和田　３００を超えると多少は高血糖の害があるかもしれないと思うのですが、２７０ぐらいだったら、まあ、いいんじゃないかと思っているんです。

鳥集　メトグルコは昔からある安い薬ですよね。今の糖尿病治療ではメトグルコを第一選択にする医師が多いと思いますが、ＳＧＬＴ２阻害薬などの新しい薬を使いたがる医師もいます。それについてはどう思われますか。

和田　どうということもないですね。そもそも、そこまで下げなくていいと思っていますから。

鳥集　下げなくていいというのは、やはり低血糖になるよりましだということですか。

和田　そう、低血糖よりましです。一人暮らしをしていて、低血糖発作でも起こしたら悲惨だと思うよ。独居している、あるいは認知症を患っている高齢者が、糖尿病の医者にひどい目に遭わされたケースを僕らはたくさん見てきていますから。

鳥集　低血糖を起こして認知機能が落ちる。命の危機もありますね。

和田　そうです。あと、認知症の人だと、間違えてインスリンを2回打ってしまうといったケースもあります。

自分が「調子がいい」と感じられるかどうか

鳥集　糖尿病の治療はそもそもが、「しめじ」[*4]と呼ばれる三大合併症と脳卒中や心筋梗塞のリスクを抑えることが目的です。和田さんは網膜や腎機能の検査を定期的に受けているとのことですが、今のところ合併症は大丈夫ですか。

和田　現状はまったく心配はありません。眼底も問題なく、GFRも落ちないから、それだったらいいかなと思っています。

鳥集　神経障害でしびれや痛み、感覚障害もないですか。

＊4　しめじ……「し＝神経障害（糖尿病神経障害）」「め＝眼の障害（糖尿病網膜症）」「じ＝腎臓の障害（糖尿病腎症）」のことを指す。この3つを糖尿病の「三大合併症」と呼ぶが、この順番で起こることが多いので、糖尿病の患者は「しめじ」と覚えるように指導される。

和田　ありません。

鳥集　脳卒中や心筋梗塞も心配にはなりますよね。

和田　心筋梗塞に関しては、同級生が開業しているクリニックで5年に一度ぐらい心臓ドックを受けて、冠動脈狭窄（かんどうみゃくきょうさく）を診てもらっています。かつては血管年齢が80歳くらいだったのが、この間は67歳くらいに下がりました。

鳥集　それは運動しているからでしょうか。

和田　そうでしょうね。あとはスパイス。

鳥集　スパイスですか？

和田　それもこの間、テレビ番組で見て（笑）。だって、ありとあらゆるものを試してみないとわからないじゃないですか。立派な薬と民間療法のどちらが効くのか、なんていうのは人それぞれ。やってみなければわかりません。

鳥集　確かにそうかもしれません。スパイスというのは、どんなものですか。

和田　ウコンとターメリックとシナモン。インド人は心筋梗塞が少ないのだそうです。それをヨーグルトにかけて食べる。ヨーグルトは、奥村康（やすし）先生（著名な免疫学者で順天堂大学特任教授）に勧められました。

鳥集　和田さんはワインもお好きですよね。「フレンチ・パラドクス」と呼ばれますが、ほかの西洋諸国に比べてフランス人は心疾患の死亡率が低く、赤ワインのポリフェノールが動脈硬化を予防しているのではないかと言われています。もちろん、アルコールですから、飲みすぎは逆効果ですが。

和田　そうですね。はっきり言って、自分が「調子がいい」と感じられるかどうかを大事にしています。血圧も、心臓ドックに行って、たまに自動血圧計で測ると上の血圧（収縮期血圧）が200㎜Hgを超えるんだけど、たまたまだろうと思ってずっと治療していませんでした。

鳥集　よく「白衣高血圧」って言いますよね。医師の前や病院で測ると、緊張のせいか血圧が高めに出る。

和田　そうそう。上の血圧が高い分にはいいでしょ、って思っていたんです。ところが、初めてその心臓ドックに行った時、冠動脈は大丈夫だったんだけど、心筋肥大が見つかった。「200くらいの高血圧をおよそ5年放置している計算になる。心臓の筋肉が分厚くなっていて、このままだと心不全になる」って言われたんです。血管年齢も80歳だなんて告げられて、絶望的な気分になっていたんですが、血圧を薬で140まで下げると頭がふらふらする。仕方がないから、血圧は160~170くらいで「よし」としています。すると、頭がぼんやりしなくなった。

鳥集　なるほど。今も何種類か血圧の薬を飲んでいるんですか。

和田　そうです。つまり僕は、基本的には薬物療法完全否定派ではないんです。ただし、今の治療目標はきつすぎるのではないかとは、強く思います。

今の楽しみを捨ててまで、治療を優先したくない

鳥集　ところで、食生活はあまり変わっていないのでしょうか。

和田　変わっていないですね。体に悪いとは思うけど、ワインがない食事というのは僕にとっては絶対にあり得ない。それに、仕事が終わって寝る態勢に入ってから夕飯を食べるから、会食の時以外は、だいたい夜9時か10時頃に食事しています。

鳥集　夜遅く、あるいは就寝前に食べるのは、あまりよくないと言われていますよね。

どんなものを食べているんですか。

和田　けっこう好き放題食べていますよ。量もまあまあ食べているほうだと思います。

鳥集　糖質制限を勧める本などでは、よく「炭水化物はやめて、肉を食べなさい」と書かれています。肉もよく食べるんですか。

和田　食べますね。野菜も偏りなく食べています。

鳥集　糖尿病の食事療法のスタンダードになっているカロリー制限はしていないのでしょうか。

和田　ぜんぜんしない。ただ、最近困っているのは、中性脂肪が2000ぐらいになっていること（中性脂肪の基準値は空腹時30〜149mg／dℓ）。中性脂肪は食生活によって数値が大きく変動しやすいのですが、1000を超えると急性膵炎（すいえん）になりやすいと言われています。生まれてこの方、経験したことがないくらい痛いらしいから、急性膵炎にはなりたくない。だけど、お酒をやめるわけにもいかない。だから、中性脂肪を下げる薬を飲んでいます。

鳥集　中性脂肪が高いと、食事を見直したりお酒を控えたりしようと思う人は多いでしょうね。でも、変える気はないんですか。

和田　僕の場合は、やっぱり「今を生きる楽しみ」のほうが優先されますから。血糖値300、血圧170を放置しておいて、これから10年、20年経つとどうなることか。今62歳だから、70歳で死ぬのはちょっと早いけど、80歳くらいまで生きたら、もっと本が書けるかもしれないですね。

鳥集　それであれば、本を書くにしても何にしても、健康寿命を延ばさないといけませんね。

和田　そうですね、仕事ができる状態をキープしたいという思いは大きいですから。ちなみに、すい臓がんを疑われた時に、検査を受けて問題が見つからなかったからよかったのですが、その時にたまたま、近藤誠[*5]先生との共著を出版したばかりだったこともあって、どんな治療をするか考えたんです。手術であれ抗がん剤であれ、始めた途端に体力がなくなって、文筆業やその他もろもろの仕事ができなくなることを考えたら、延命できたとしてもたかだか半年か1年くらいだろうから「治療はしない」と決めていた。

鳥集　厳しい現実です。すい臓がんは手術で取り切れるケースもありますが、多くは難治性で、発覚から数カ月で亡くなる方も多い。ですから、治療で体力を失うよりも、ギリギリまで仕事を続けようと考えたということですね。

和田　そうです。

鳥集　糖尿病が進行すると腎不全になって、将来的には透析が必要になることもあるかもしれません。

和田　それはそれでね、賭けに負けたようなものだから、仕方がないかと割り切っています。ただ、ここで今一度強調しておきたいのは、医学というのは進歩するものだということ。糖尿病の治療も、昔とは比べものにならないぐらい、よくなってきています。

＊5　近藤誠……元慶應義塾大学放射線科講師。『患者よ、がんと闘うな』『それでもがん検診うけますか』『医者に殺されない47の心得』『がん放置療法のすすめ』などの著作がベストセラーとなり、無謀な拡大手術や過剰な抗がん剤治療、無駄な検査など、がん医療だけでなく現代医療全般に異議を唱える主張が、医療界のみならず社会に大きな影響を与えた。その功績を賞賛する声がある一方で、医療の全面否定につながるような主張に反発を覚える医療者も多かった。２０２２年8月、出勤途中で体調不良を訴えて意識を失い、搬送された病院で虚血性心疾患のため死去。73歳だった。

僕が腎不全になるかもしれない10年後には、もっと短い時間で済む透析が実用化されているかもしれないし、こちらは10年で足りるかどうかわからないけど、iPS細胞を移植する技術だって進んでいるかもしれない。

鳥集　すい臓にiPS細胞を移植してインスリンが出せるようになるとか、腎臓に移植して腎機能が復活するとか。

和田　それができるようになるかもしれないから、今の楽しみを捨ててまで、何から何まで医者の言うことを聞く気にはならんのですよ。

効果検証もしなければ、反省の弁もない医学界

鳥集　世の中の多くの人は、糖尿病になったら「何とか改善したい」と思うことでしょう。医師の言いつけを守って薬をしっかり飲み、カロリー制限や糖質制限といった食事療法を一生懸命頑張ると思うんです。でも、それはやっぱり違うということですか。

和田　僕は違うと思っています。やはり薬による低血糖の害のほうが大きい。多くの人が本質的なところで誤解しているのですが、糖尿病は血糖値が上がる病気じゃなくて、

血糖値が動く病気なんです。糖尿病のない人が低血糖の発作で倒れることなどまずないのですが、糖尿病の人にはよく起こる。しかも、治療をしていない段階からそうですよ。だから、薬なんか使ったら、余計に血糖値が動く。

鳥集　血糖値の大きな変動のことを指す「血糖スパイク」という言葉もありますが、薬が血糖スパイクを人為的に作っている面もあるのかもしれませんね。

和田　おっしゃる通りです。たとえば、病院に行って「先生。この間、低血糖の発作を起こしたんです」と言ったら、「じゃあ、今度は飴をもち歩かんといかんね」という話になるじゃないですか。でも、そうじゃなくて、患者さんが低血糖を起こしたと言うなら、「今の薬があかんのかな」ってまず疑うのがまっとうな医者でしょう。

鳥集　そうですね。

和田　日本の糖尿病の専門医って、本当にダメだと思いますよ。ACCORD試験だって、その結果が出てから基準値が見直されるまでに、6年もかかっているんです。「厳格な血糖コントロールをしている人のほうが調子が悪そうだ」ということに早く気づくべきなのに、「調子が悪いのは糖尿病のせいだ」と思い込むんです。

しかも、ACCORD試験の結果が出た時点で、「やっぱり、俺たちはまずかったのかな」と反省すべきなのに、ごめんなさいと言うこともない。乳がんの専門医も同様です。近藤誠さんが、「乳房全摘術と乳房温存術とで生存率が変わらない」と世間に公表してから、それが日本で標準治療になるまでに15年もかかった。

鳥集　途方もなく長い時間がかかりましたね。その間に、どれだけの女性が、無駄な乳房全摘術を受けてしまったか。

和田　偉い医者が全員引退するまで、本当のことが言えない。それが日本の医学界なんです。

鳥集　今のコロナ騒ぎだってそうですよね。人流を抑制すれば感染の波が収束するとか、マスクのおかげで感染が抑えられているとか、「ほんまかいな」と思うことばかり。ワクチンだって国民の大半が打っても、集団免疫などできなかった。それなのに、そう言い続けてきた専門家たちは、いまだに効果検証もしなければ、反省の弁もないわけです。「やっぱり間違っていました」と認めるまでに、すごく長い年月を要するでしょうね。

和田　たぶん、検証さえしないでしょう。血圧にしても、血糖値にしても、それを治療した群と治療しない群とを比較する大規模調査が、日本では行われていませんから。

鳥集　それはコロナの感染対策でも同じですね。

和田　効果の検証をやらなくていいと思っているのかもしれない。あるいは、下手をするとやぶ蛇になるから、意図的にやらないようにしているのかもしれない。実際、ACCORD試験だって、結果的にはやぶ蛇になったわけです。

鳥集　当初は、厳しく血糖コントロールをしている「強化治療群」のほうがいい結果が出るだろうと思って始めたんでしょうね。

和田　そうです。だからあの試験は3年半で中止になった。乳がんだって、乳房全摘術をしたほうがいい結果が出るに違いないと思って、乳房温存術と比較したら、そうではなかったわけです。それと同じ試験を日本人にやったらやぶ蛇になると思ったから、近藤さんを学会で吊るし上げてまで否定しようとした。

鳥集　医学界は過去からまったく学ばずに、同じことを繰り返していますね。

和田　そうです。大規模研究もしないで、他人の批判をするなと言いたいです。

「高齢者の薬漬け」に医者は改心したのか

和田　それから、患者に薬を押しつけるなと言いたい。そもそも、欧米で大規模研究が盛んなのは、ひとえに、エビデンスを出さないと保険会社がお金を出さないから。でも日本では、腕のいい医者よりも論文をたくさん書く医者のほうが出世する割には、真面目に研究していないよね。

鳥集　論文を書いているといっても、医学部の臨床系の教授でも、自分で大規模研究を主導している人はまずいないと思います。

和田　ほかの論文を引用して論文を書くか、ちまちました動物実験でしょう。だから、人間への注射や採血はナースにやらせて、マウスの採血だけは天才的にうまいような医者が医学部の教授になるんです。

鳥集　一方で和田さんは、浴風会病院で実際に高齢者を診察していて、きちんと病理解剖をして調査している同僚の先生もいたから、薬が認知症をつくっているのではないかということに気づいたわけですね。

和田　おっしゃる通りです。やっぱり長尾和宏先生や森田洋之先生を見ていても思うのですが、一生懸命に臨床に取り組んでいたら、気づきがあるはずなんです。たとえば、薬を使わない人のほうが、かえって長生きしているのではないかといったことが見えてくる。

もう30年以上前になりますが、国が高齢者の入院医療に対して、診療報酬の定額支払い制度を導入したんです。定額にするとコストをカットしたほうが儲かりますから、それまで高齢者を薬漬けにしていた病院がガラッと変わって、薬をなるべく使わない方針に切り替わった。

高齢者医療で有名なある先生は、「薬の量が3分の1になった。薬の量が減ったら、寝たきりの患者さんが歩き出した」って、講演会で吹聴して回ったんです。薬を3分の1に減らしていいことがあるんだったら、それに越したことはないですよね。ところが、日本老年医学会は追跡調査をやらなかった。

鳥集　やはり、製薬会社への忖度(そんたく)があったのでしょうか。日本老年医学会といえば、東京大学老年病科の秋下雅弘教授が『薬は5種類まで　中高年の薬の賢い飲み方』（ＰＨＰ新書）という本を出して、ポリファーマシーには弊害があると啓発されていましたよね。

和田　秋下教授もだいぶ改心したなと思ったわけですよ、「薬は5種類まで」という本を出した時には。ところが、老年内科の先々代の教授で、骨粗しょう症の研究で有名な折茂肇（おりもはじめ）先生に忖度したのか、秋下教授が研究代表者を務めた日本老年医学会の『高齢者の薬物療法ガイドライン2015』には、骨粗しょう症だけ、「特に慎重な投与を要する薬物のリスト」が掲載されていないんです。

鳥集　骨粗しょう症の薬には、ビスフォスフォネート、SERM（選択的エストロゲン受容体モジュレーター）、抗RANKL抗体薬、活性型ビタミンD3薬など、さまざまな種類がありますが、ガイドライン上は、「どれも問題がないから、どんどん使えばいい」となっているんですか。

和田　そう。たとえば、精神科領域の薬だと、代表的な抗精神病薬、睡眠薬（抗不安薬）、抗うつ薬は、ことごとく慎重投与すべきとされている。それなのに、骨粗しょう症の薬だけ何も問題ないの？　結局、「忖度学会」なんですよ。

鳥集　そう思われても仕方ないですよね。

和田　その後だって、高齢者のフレイル（131ページ注3参照）が問題だって言い出したわけでしょう。ところがコロナが始まって、「自粛、自粛」って言われ出した途端に、学会はフレイルについて何一つ言わなくなった。医者だったら、政治で態度をコロコロ変えるなよって言いたいんです。

日本は世界一の超高齢社会ですし、皆が保険診療を受けているわけですから、昔と違って、今はそこからビッグデータを得ることができるはずなんです。薬に関連する高齢者の予後や健康について、世界で最も調べやすい国なのに、研究しようとする人が大学に誰もいないというのは情けないことだと思います。日本の高齢者を対象にした大規模研究で、糖尿病による高血糖より薬で生じる低血糖のほうが危ないという結果が出たら、「ニューイングランド（The New England Journal of Medicine）」（世界最高峰の医学専門誌のひとつ）に載ると思いますよ。

薬は時と場合に応じて使い分けるもの

鳥集　先ほどの話に戻りますが、たとえばビスフォスフォネートは、具体的にどんなトラブルが起こり得ますか。

和田　患者さんの訴えで圧倒的に多いのが、胃腸障害です。高齢者というのは、ごはんが食べられなくなると如実に歩けなくなったりします。皮肉なことに、骨粗しょう症の薬を飲んで食欲がなくなったから、かえって骨が脆（もろ）くなって骨折するということもあるんです。

鳥集　昨日、長尾先生にお話を聞いたんですが、寝たきりになった患者さんにも、骨粗しょう症の薬を使い続けていることがあるというのです。「寝たきりなんやから、いらんやんか」って言っていました。

和田　長尾先生とは少し意見が違うかもしれないけど、僕もずっとベンゾ（ベンゾジアゼピン系の睡眠薬・抗不安薬、145ページ注4参照）を叩き続けてきたんだけど、その薬を飲んでいたほうが本人にとって幸せならば、とくに寝たきりになってからは、やめる必要はないと思うんです。

鳥集　それは長尾先生も同じことを話していました。最後まで残る薬は睡眠薬と痛み止めかな、と。その段階で依存になったからといって、無理に取り上げる必要はないということですね。

和田　だってね、確かに依存かもしれないけど、たとえばソラナックス（一般名・アルプラゾラム）を使ったら、それまですごくつらそうにしていた人が幸せそうな顔になるんですよ。

鳥集　そうですね。ただし、まだ自立している段階の人が、そういう依存性の薬をたくさん使うのは避けたほうがいいですよね。

和田　それはもう、完全に依存を作っているようなものだからね。だから僕らだって、歩ける人にはなるべくベンゾは使いたくない。筋弛緩作用もあって、ふらふらして転んでしまうリスクが非常に大きいですから。でも、寝たきりになったなら、もういいのかなっていう気持ちはあります。

鳥集　結局、薬というのは、その人の置かれている状況とか、時と場合に応じて使い分ける必要があるということですね。そこが、今の医療の考え方の中で、決定的に欠けている部分かもしれません。

和田　そうなんです。患者さんが「食べられない」とか、「胃が気持ち悪い」と訴えていても骨粗しょう症の薬を使い続ける一方で、ベンゾを使う医者はヤブ医者の典型だ、などと糾弾する。短絡的な見方しかできないんです。もっと患者さんの状態をよく見て考えてよ、って思うんです。

そうした短絡的な医療になってしまうのは、この国が臓器別診療に毒されているからです。たとえばコレステロールひとつとってみても、循環器内科の医者からすると、「下げたほうが心筋梗塞のリスクが減るからいい」と肯定する。

しかし、コレステロールというのは男性ホルモンの材料ですから、コレステロール値が低いと、とくに男性の高齢者は活力が落ちる。中高年だって、スタチンを使うとED（勃起不全）になる人がいるくらい、男性ホルモンの分泌が落ちるんです。スタチンは循環器内科の医者にとっては良い薬かもしれないけど、ホルモン医学からすると悪い薬ということになる。コレステロールが下がりすぎると、細胞膜が弱くなって、免疫機能も落ちます。薬を処方するかどうかは、こうしたことも総合的に考えて判断しないといけないわけです。

鳥集　おっしゃる通りです。

和田　ところが、この国の非常に悪いところなんですが、「医局講座制」が強く残っているために、よその科がやっていることは悪く言ってはいけないという不文律がある。

鳥集　よくわかります。

和田　だから、循環器内科でスタチンが出ていたとすると、ほかの診療科の医師が「これやめたほうが、この人は元気になるのになぁ」と思っていても、言わないんです。

鳥集　もしEDになったら、泌尿器科へ行ってEDの薬をもらってくる。そのようにして、薬を減らすどころか、さらに増えていってしまう。

和田　そういうことです。よその科の医者が副作用の多い薬を出していても、批判しない。つまり、それぞれの専門家がやっていることに対しては口を出さない。だから今回のコロナだって、感染症の学者ばかりで対策を決めてしまったし、ほかの医者はそれを批判しない。

コロナワクチンを打つ意味のある人はいたのか

鳥集　コロナについては、感染を防ぐという視点だけでなく、高齢者のフレイルをどう防ぐか、子どもたちの心身の発達に支障はないか、自粛を続けていて経済的問題はないかといった、多様な視点から対策を考えなくてはいけなかった。それなのに、そうしたことはほとんど考慮されませんでした。

和田　専門家会議のメンバーに、高齢者の専門家、精神医療の専門家、免疫学者なども入れるべきなんですが、入っていなかった。この前、奥村先生と対談して本を作ったのですが（『「80歳の壁」は結局、免疫力が解決してくれる』宝島社新書）、たとえばワクチンにしても、ただ抗体価を上げればいいというものではないんです。免疫細胞に「これが敵だ」って、教え込ませるのが本来の目的です。それなのに、「抗体価が下がっているから、また打て」といった的外れなことを言う。もともとの免疫機能が下がっている人に、ワクチンを打って教え込もうとしたって、ダメなものはダメなんです。

鳥集　ということは、高齢者で免疫機能が落ちている人は、ワクチンを打ってもあまり効果がないかもしれないということですか。

和田　僕はそう思います。だって、満身創痍の兵隊に、「こいつと戦ってこい」といくら命令したって、無理でしょう。

鳥集　高齢者だけでなく、基礎疾患のある人や免疫が落ちる病気の人も、コロナにかかりやすいから打ったほうがいいと勧められていましたが、本質的に間違っている可能性があるということですね。

和田　僕は、間違っている可能性があると思う。

鳥集　その反対に、若い人は免疫が強いわけですから、当然コロナにも強いですよね。だとすると、ワクチンを打つ意味のある人なんてほとんどいない、ということになる。

和田　おっしゃる通りです。専門家会議の中には免疫学者がいないから、そうしたことがぜんぜん理解されていない。ワクチン万能論に支配されていて、ワクチンだけでコロナに対応しようとした。だけど、コロナが流行る前、たとえばインフルエンザや悪い風邪が流行りそうな時があれば、「十分な栄養やビタミンCを摂りましょう」「暖かくしてしっかり睡眠を取りましょう」といった免疫を上げるための啓発活動をしていたのに、コロナの時はそれを一切しないで、ワクチン一本槍で戦おうとした。そこに、日本の感染症学者のレベルの低さが如実に表れていると思うんです。

鳥集　インフルエンザでも、もちろんかかれば重症化する人はいるけれど、感染してたいしたことなく治れば、免疫が強化されますよね。つまり、生ワクチンを打つのと同じことになるはずです。コロナがエボラ出血熱並みの強毒ウイルスなら話は別ですが、インフルエンザより致死率が高いのか低いのか議論される程度の感染症ならば、かかること自体を悪とする必要などないはずです。どうして、そうした発想にならないのでしょうか。

和田　わかりません。少なくとも、免疫の仕組みについて、感染症学者がこれほどまでに無知だったというのは、驚くべきことです。

鳥集　結局、抗生物質や抗ウイルス薬、ワクチンのことや、院内感染の制御みたいなことばかり追究していたからなのでしょうか。

和田　わからないですが、感染症が専門であれば当然、免疫にもくわしいはずなのに、ほぼ無知だった。

鳥集　僕も最近呆れたのですが、今までは抗体が下がるから3カ月ごとにコロナワクチンを打つべきだと言っていたのが、FDA（米国食品医薬品局）が今年に入って、急に1年に1回インフルエンザワクチンのように打つことを提案してきました（2023年1月23日）。どういう根拠でそうなるのか、と……。

肝機能や腎機能が落ちると薬が「効きすぎる」

和田　「よその科の専門家に文句を言ってはいけない」とはいえ、専門家のアホさ加減というのは、もう救いようのない状態だと思いますよ。「俺は感染症のプロだ」「俺はこの臓器のプロだ」「お前らにはわかりっこないんだから、よその科は口出すな」と。それが今の多剤併用の一番大きな原因にもなっている。循環器内科に行き、呼吸器内科に行き、お次はどこそこの内科に行き、おのおのの先生から出された薬を無批判に使っていたら、そりゃたちまち10種類にもなりますよね。

鳥集　和田さんの外来に患者さんが来られて、たとえば10種類も飲んでいたら、和田さんご自身は他科の薬でも「これは減らしたほうがいい」と言いますか。

和田　精神科の外来で、患者さんが「こんなに飲まされているんです」と言ってきたら、どれを減らすといいのかお答えします。それに、どう見てもぼんやりしているとか、元気がなさすぎるという時には、「ちょっと薬を減らしたほうがいいんじゃないですか」とアドバイスします。

鳥集　浴風会病院のような高齢者中心の医療機関だと、認知症やうつ病の疑いで病院に来たけど、診察してみたら薬のせいだったということもよくあるのではないでしょうか。

和田　ありますよね。僕が浴風会に勤めていた頃は、ベンゾ（ベンゾジアゼピン系の睡眠薬・抗不安薬）がものすごく使われていた時代でした。やはり、それを減らしていくと患者さんの状態がだいぶ違ってきました。

それに、年を取れば取るほど肝機能も腎機能も落ちるわけだから、1日3回飲んでいる薬を2回に減らし、最終的に1回に減らすといったことをしないと、薬の成分が徐々に体に溜まって「効きすぎ」の状態になってしまいます。

鳥集　それについても、多くの人があまり意識してないことのように感じます。血圧でも血糖値でも、以前はたくさんの薬を飲まないと下がらなかったのが、肝機能や腎機能が落ちたことで薬の成分が体内に残りやすくなり、下がりすぎになることがあると聞いたことがあります。

和田　おっしゃる通りです。今朝もテレビを見ていて噛みつきたくなったんだけど、室内の温度を18度以上に保たないと死亡リスクが増えるといったことを、たまたまワイドショーでやっていたんです。そこに出てきた先生が、「夏と冬では、だいたい血圧が10

くらい違うんですよ」って言うんです。では聞きますけど、夏と冬で薬を変える医者がどれだけいるの。

鳥集　あまりいないでしょうね。

和田　日本の医者が、いかに真面目に患者を診てないかということなんです。

鳥集　そうですね。毎回、受診するたびに検査をしているのは、患者さんの状態の変化を見るためですよね。でも、それがあまり活かされていない。

和田　たとえば夏場になって血圧が下がってきたら、「じゃあ、薬はちょっと減らそうか」。また冬場になって上がってきたら、「そろそろ増やしてみようか」と言う医者であれば、かなりまともだと思うんです。でも、そんな話はほとんど聞いたことがない。

鳥集　検査で基準値を超えていたらとにかく薬で下げて、あとはほったらかしという感じですよね。

和田　そうです。言いにくい話だけど、日本はヤブ医者率が9割くらいじゃないかと思ってしまいます。

どうしてヤブ医者だらけなのか

鳥集　高齢者をきちんと診てきた医者ならば、今、和田さんが話したことに賛同すると思うんです。薬漬けはやめよう。患者さんの病状だけでなく、生活状況や価値観まで踏まえて、その人がその人らしく最期まで生きられるようにサポートしよう——。そういう流れに、世の中も医療も向かっているものだと思っていました。ところがこのコロナで、実はぜんぜん違ったんだなと痛感しました。

和田　僕もね、『老人を殺すな！』という本を1996年に書いたのですが、どうしてここまで変われないのかと呆れています。

鳥集　それは医学教育のせいなんでしょうか。

和田　そうだと思います。よく、患者さんに「医者がこんなに薬を出すのって、金儲けのためですよね」と聞かれるのですが、違うんです。院外処方だから病院やクリニックは儲からないし、薬を減らしたほうが減薬加算がついて儲かる仕組みになっている。それにもかかわらず、一向に状況が変わらない元凶は、教育以外の何ものでもないと思います。

鳥集　具体的に、医学教育のどんなところが悪いのでしょう。

和田　ＡＣＣＯＲＤ試験に対する医学界の反応などを見ていて感じるのは、たとえ臨床的知見が変わっても、医者は自分たちの言うことを変えられないということ。つまり、医学が宗教化しているということです。僕はよく、「最初から答えがわかっているのが宗教。試してみないとわからないのが科学」と言っているのですが、日本の教授クラスの医者って、最初から答えがわかっていると思い込んでいるんです。

鳥集　なるほど。

和田　臨床を舐めているから、そうなるんでしょう。たとえば、循環器内科医だったら、自分の専門分野である血圧のことにしか興味がない。だから、自分が思った通りに基準値に戻すことができれば満足で、「血圧は基準値になったのに、どうして患者は気分が悪そうなのか」といった疑問をもつことができないのでしょう。

鳥集　先ほどのＡＣＣＯＲＤ試験に関して言えば、血糖値を厳しく下げる治療は間違いだったことがわかったわけですよね。そうしたら、まっとうな人間であれば「今まで間違っていました。すみません」と過ちを認め、詫びるべきだと思うんです。しかし、エリートの人たちの多くには「何が何でも謝ったらダメだ」という不文律でもあるんでしょうか。僕はよく、「謝ったら死ぬ病(びょう)」と呼んでいるのですが。

和田　あると思いますよ。近藤さんの乳房温存療法の一件でもそうでした。

鳥集　本当は、学会として近藤さんに謝って、時代に先駆けて乳房温存療法を提唱した功績を認めるべきでした。

和田　そうですよね。だって、標準治療にしたわけですから。一方、糖尿病に関しては、いまだにヘモグロビンA1Cを6％以下にすることにこだわっている医者がいます。

鳥集　それは、もう固定観念が変わらないということでしょうか。あるいは、ACCORD試験のこと自体、知らなかったりするのでしょうか。

和田　おそらくね。

「コロナ感染死」の真実

鳥集　コロナだって同様です。専門家の人たちには、謝るべきことがたくさんあるはずです。ワクチンだって、打ち始めてから収束するどころか、第7波では感染者も死亡者も過去最多になりました。すると今度は、「隠れコロナが増えたから、死者も増えたんだ」と言い出す。いやいや、そんなデータがどこにあるんですか。専門家ともあろう者が、エビデンスもないのに、メディアで憶測を語っていいんですか。

和田　死亡者が増えたのは、日本は高齢者が多いからだと思っています。90歳以上が約260万人、要介護5が約60万人いるんです。つまり、風邪をひいても死ぬ人が、それくらいはいる。たとえどんなに弱毒化しても、コロナの感染率が高くなれば、死ぬ人が増えるのは当たり前のことでしょう。

今、日本では1日400人ほどが亡くなっています（23年1月時点）。感染率が全国民の2割になれば、800人がコロナで死んでもおかしくない。ただしこれは、PCR陽性だという意味です。800人全員が、コロナが直接死因となって死んでいるわけではありません。今のカウント方法だと、別の病気で死んだとしても、PCR陽性であればコロナ感染死と計上されますから。

鳥集　そうですよね。コロナ感染死の実態を表していないと批判されています。

和田　交通事故で死のうが、自殺しようが、がんで死のうが、検査してPCR陽性であればコロナで死んだことになる。実は僕自身も、2、3回コロナ陽性になったのですが、まったく無症状でした。でもね、僕って重症糖尿病で、重症高血圧で、心不全もある。もう基礎疾患の塊みたいな人間です。その「ハイリスク」な人間が、3回PCR陽性になったわけですが、いずれの時も無症状だった。つまり、その程度の病気としか思えないんです。

要するに、PCR陽性だったからといって、全員がコロナが原因で死んだかのように報じるなって言いたいわけですよ。コロナで1日に400人死んだと公表されたとしても、純粋にコロナで亡くなったのはそのうちの数十人じゃないかと思いますけどね。

鳥集　それなのに「隠れコロナがあるから、コロナを甘く見たらダメだ」といったコメントを、メディアによく出る専門家が言うわけです。

和田　テレビに出たいんだと思いますよ。製作側の意図に沿ったことを言えば、出し続けてもらえますから。「そんなことは言えません」って我を出した途端、翌週からアウトですからね。

鳥集　ということは、やっぱり忖度できる人というか、〝テレビ芸人〟みたいな人しか残らないということですか。

和田　そうなんです。

鳥集　今回の本のテーマは、もちろん「薬」なのですが、コロナ騒ぎによって「医療への過度な依存はよくない」「医療介入したからといって、いい結果になるとは限らない」といったことに気づいた人も増えたのではないかと思うんです。

和田　だから僕の本が売れたんだと思いますよ。

鳥集　そうですよね。コロナで生じたマイナス面は山のようにあるけど、いい面もあった。「医者の言うことを鵜呑みにしてはダメだ」と思う人が増えてきたのをきっかけに、医療との付き合い方を今一度見直すべきだと思うんです。和田さんは、医療はどのように変わっていくべきだと考えていますか。

和田　医学部の教授と称する人たちが、もっと真面目に研究すべきです。やせた人より少し太めの人のほうが長生きしているのはなぜかとか、本当にこの薬を飲ませたほうがいいのかとか、いろいろなことをしっかり研究してくれないと。

鳥集　コレステロールが高い人のほうが長生きというデータもありますよね。

和田　そう。でも、本当のところはわからないじゃないですか。医学部の教授たちが不真面目で研究しないから、僕らは臨床経験に基づいてものを言うしかないんです。

鳥集　それにもかかわらず、「そんなエビデンスはない。何か言いたいなら論文にしろ」と言ってくる人たちが必ずいます。

和田　だったら、僕にあなた方と同じ数のスタッフと研究費をくださいよ。そうしたらいくらでもやりまっせ、って言いますよ。

鳥集　どうして、そういう研究をしないのでしょうか。教授になったら「上がり」という感覚なんでしょうか。

和田　そう、上がりなんです。

鳥集　それが実態なのに、結局マスコミも医療記事を書く時には、大阪大学や東京大学の教授のコメントを入れておけば、読者からクレームが来ても安心だと思っている。

ジャーナリズムの大罪

和田　日本のジャーナリズムも、この20〜30年で、ものすごい勢いで腐ってしまいました。刑事事件の報道でも、警察発表を鵜呑みにして書かれた記事ばかりです。本来であれば、被告人弁護士の主張も入れるべきなのに、情報源になる警察に嫌われたくないから忖度して書かない。しかも、警察発表を垂れ流してさえいれば、取材費がかからないから会社の儲けも増える。そういう話になってしまっている。

鳥集　僕らの医療ジャーナリズムの問題に関して言うと、厚労省の記者クラブ（厚生労働記者会）に詰めている記者たちも、官僚が作ったプレスリリースを間違えないように出すのが仕事になっていて、自分たちの頭で検証して「ここはおかしいんじゃないか」って、厚労省の官僚に詰め寄るような取材はまずしません。

和田　事件報道にしても何にしても、ちゃんと取材してくれよと思いますよね。たとえば、高齢者の自動車事故がたびたび報じられますが、直前に2回も信号無視をしているようなケースでは、意識障害を起こしている可能性が高いんです。それなのに「意識障害を起こしていなかったか」「その原因となるような薬は飲んでいなかったか」といったことを、記者たちは誰一人、調べようともしない。結局、年齢のせいだとして片付けるわけですが、もしそうであれば、高齢者ドライバーはほかにもたくさんいるわけですから、もっと事故が起きないとおかしいですよね。

鳥集　車で高速道路を逆走したとか、ブレーキとアクセルを踏み間違えて店に突っ込んだとかいったケースでも、薬の影響を受けている可能性があるわけですね。

和田　僕はそう思います。薬のせいにしないのは、製薬会社への忖度なのか、あるいは記者たち自身の想像力や知識の欠如なのか。どちらかはわかりませんが、すべてを年のせいにして思考停止に陥るのは、あり得ないことだと思います。

鳥集　紙のメディアはとくに落ち目になっていて、購読者が減って、広告も入らなくなってきている。そのために取材費もスタッフも削られて、「とにかく右から左に情報を流すしかない」というような、いかんともしがたい状況に陥っている側面があります。

とはいえ、ジャーナリズムの一端を担う僕としても、今の記者たちの仕事ぶりには落胆させられることが多いです。やはり多角的に、いろいろな可能性を考えて取材し、自分の頭で考えて、忖度せず斬り込む記事を書くべきです。

長寿が増えたのは薬や医療のおかげ？

和田　いずれにせよ、コロナのおかげで専門家やマスコミを疑う人が、少しずつ増えてきていますよね。

鳥集　先ほども少し触れましたが、そういう背景があったからこそ、和田さんが書いた『70歳が老化の分かれ道』（詩想社新書）などの本が売れたんでしょう。

和田　僕もそう思っています。「医者は信じられへん」と言う人が増えたことは、チャンスだと捉えています。だって、医者の言いなりになってコロナ自粛を続けた人たちが、まともに歩けなくなっているわけですから。

鳥集　和田さんが患者さんにメッセージを伝えるとしたら、「医者の言うことを鵜呑みにするな」というのが第一ですね。

和田　その通りです。

鳥集　また、本にも書かれていましたが、人と会うとか、趣味や仕事をずっと続けることがすごく大事なんですね。

和田　ひとつ確実に言えることなのですが、皆、日本人が長生きするようになったのは薬や医療のおかげだと思っている。だけど、僕が見る限り、栄養とかライフスタイルの改善のほうが、ずっと大きな要因だと考えられるんです。

鳥集　結核が減ったのも、皆、ペニシリンやストレプトマイシンなどの抗生物質が出てきたからだと思っているけど、時系列からすると薬の登場よりも先に死者が減り始めている。本にも書いておられますね。

和田　そうです。脳卒中だって、昔は血管が破れる脳出血が多かったのですが、それは脳卒中全体の2割ぐらいまで減って、今は脳の血管が詰まる脳梗塞が5割を占めています。脳出血がなぜこれほどまでに減ったのかというと、栄養状態がよくなって、血管が破れにくくなったからだと考えられます。

鳥集　コレステロールだって、血管を作る材料なんですよね。

和田　そうです。だから、安易にコレステロールを下げてはダメなんです。

鳥集　もうひとつ言うと、とくに高齢者では薬を盲信している人が多い。薬をまったく疑っておらず、とにかく薬を飲まないと気が済まないところがあります。

和田　僕がすごく不思議だと思うのは、たとえば後生大事に10種類ぐらいの薬を飲み続けている人が、頭が痛いのに、「頭痛薬は体に悪いから飲まない」って言ったりするんですね。

鳥集　なんだかすごく偏った考え方ですね。

和田　たとえば血圧の薬のことを、絶対的に体にいいものだと信じ込んでいたりするんです。それで、何年も飲み続けている。その一方で頭痛薬なんて、ひょっとしたらその時に1回しか飲まないかもしれないし、何度か飲むとしても短い期間でしょう。風邪薬にしても何にしても、本来は症状を楽にする薬のほうがずっと副作用が少ないのに、そっちは体に悪い薬で、ずっと飲み続ける血圧を下げる薬は体にいいものだと思っているわけです。

鳥集　血圧が下がれば安心、と単純に思っているのかもしれませんね。

和田　血圧の「刷り込み」が怖いなと思うのは、診察をしていると「先生、今日は血圧が142だったんです」って不安げに言ってくる患者さんがいるわけですよ。確かに、脳出血で日本人がバタバタ死んでいた時期が以前にはあった。今の高齢者は両親や祖父母、親戚などが脳出血で死んで、「血圧が高いと怖い」というイメージが脳裏に焼き付いている人が多いのでしょう。

鳥集　１４２くらいだったら、そこまで不安に思う必要はないですよね。

和田　でもね、よくよく調べてみると、昭和30年代には１４０や１５０ぐらいの人が、脳出血になっているんです。

鳥集　先ほどのお話にもあった通り、それは血管が弱かったということなんでしょうね。

和田　そうです。昭和10年代以前に生まれた人は、戦時中や終戦直後に子ども時代を過ごしていますから、食糧難で栄養状態がとても悪かった。

鳥集　日本人の平均寿命が男女とも60歳を超えたのは１９５１年のことで、それまでは「人生50年」が当たり前だったわけです。それが71年に男女とも平均寿命が70歳を超え、いまや「人生80年」どころか「人生１００年」とまで言われるようになりました。それだけ日本人の置かれている状況が激変したわけですから、薬に対する意識も、それに応じて変わっていってほしいですね。

高齢者はケチでお金を使わないんじゃない

和田　実は、クレイジーキャッツの植木等（ひとし）が映画「ニッポン無責任男」でスーダラ節を歌っていたのが、昭和36年。僕が生まれた翌年なんです。昭和5年生まれっていう設定で、役名が「たいらひとし」。

鳥集　漢字にすると「平等」ですか？

和田　いえ、平均と書いて、たいらひとしです。つまり、この映画の中では、昭和5年生まれのごく平均的なあり方として、高卒や大卒でサラリーマンになり、ゴルフに行き銀座にも通ってお酒を飲んでいる人の姿が描かれているわけです。そういう人たちが昭和の末期にどんどん定年退職していく。つまり順当に考えたら、テレビ局だって、「これから老人になるのは農家の人よりも、ブルーカラーやホワイトカラーの人のほうが多い」ということに気づくはずじゃないですか。でも、昭和の末期から30年以上も経って、いまだに深夜帯は若者向けのテレビ番組ばかりです。高度成長期時代の昭和5年生まれぐらいの人たちって、「午前様」が当たり前だった時代ですよ。今よりももっと宵っ張りだった。

鳥集　そういう人に向けたテレビ番組は少ないかもしれませんね。

和田　ぜんぜんない。夜見る番組がないからテレビショッピングを見て、無駄なお金ばっかり使っているんです。

鳥集　NHKは夜中に起きている高齢者をターゲットにラジオ番組をやって、成功していますよね。

和田　「ラジオ深夜便」ですね。でも、これが成功しているのに、民放は真似しない。少なくとも日本の大手メディアは、高齢者が人口のおよそ30％を占める時代であるにもかかわらず、現役のアクティブな消費者層だとは思っていない。これが決定的なことだと思うのです。去年、僕の本がよく売れたから、出版社や雑誌の取材はよく来るようになりましたよ。でもテレビやラジオで、「和田さん、高齢者向けの情報番組をやりたいんです。協力してください」なんて言ってきたところはひとつもありません。

鳥集　確かに、高齢になっても薬に頼ることなく、長く健やかに過ごせるライフスタイルをテーマにした番組を作れば、興味をもつ視聴者は少なくないでしょうね。それなのに、逆のことばっかりやっていますよね。とくに朝の情報番組では、コロナの不安ばかりを煽って、高齢者を家の中に閉じ込めるようなことばかり続けていました。

和田　そうです。さらに言うとメーカーも、「高齢者向けの車を作りたい」「高齢者向けのテレビを作りたい」というところがどこにもない。つまり、日本企業の社長やテレビ局の偉い人たちが、高齢者を消費者と見なしていないんです。

だけど、高齢者が消費者になってくれないことには、日本の景気回復がままならないだけじゃなく、高齢者自身が幸せになれない。僕ね、自分の本が売れて、ようやく気づいたんです。高齢者がケチだからお金を使わないんじゃなくて、高齢者にとって魅力的な商品がないから売れていないだけなんだって。

その証拠に、星野リゾートが高齢者向けの高級旅館のサブスク（サブスクリプション＝月払いなどの定額支払いで商品やサービスを利用できるシステムのこと）をやったら即日完売。日本の経営者も、医者も、テレビ局も、皆まともに考えていない。だから高齢者問題が解決しないんです。

立ちはだかる「ステレオタイプの壁」

鳥集　高齢者はあまり外を出歩かない、家でゴロゴロしている――そんなイメージをずっともっているのかもしれません。でも、多くの人にとって70代はアクティブに動ける最後の年代です。だからこそ、その人たちにもっと元気になってもらって、楽しくお金も使ってもらって経済を回していくべきですよね。

和田　そう思いますよ。だって『70歳が老化の分かれ道』にしても、『80歳の壁』（幻冬舎新書）にしても、一番ウケたのが「年は取っても免許は返納するな」という主張だったんです。だって、70代、80代の人たちが、自分で車を運転して郊外型の書店に行って、僕の本なんかを買って帰るんですよ。

鳥集　高齢者の事故が心配だったら、70代、80代でも安心して乗ることができる車を開発すればいいわけですよね。今はセンサーが発達していますから、ブレーキとアクセルの踏み間違えが絶対に起こらないようにするとか、公道を逆走しようとしてもできないようにするといった技術だって、開発できるのではないでしょうか。

和田　そうです。薬の話から脱線しましたけれど、高齢者に対するステレオタイプから脱してもらわない限り、薬の問題だって解決しません。だから、政治家や経営者、医者、テレビ局の人たちには、知的レベルを上げていってもらわないと困るのです。

鳥集　高齢者はよく「テレビしか見ない」とも言われますよね。僕もそうですが、中高年以下の年代の人たちは、テレビよりもインターネットの動画をよく見るようになった。それに加えてツイッターなどのＳＮＳを使いこなせれば、テレビの情報にはかなりの偏りがあることにも気づけるのですが、それができない高齢者はテレビの情報を鵜呑みにしがちです。

和田　でも、いろいろな人に話を聞いてみたら、息子や娘がネットフリックス（Ｎｅｔｆｌｉｘ＝映画やドラマ、アニメなどのコンテンツが見放題の有料ネット配信サービス）をテレビに入れてあげた途端に、それしか見なくなるらしいですよ。

鳥集　高齢者だからといって、ワイドショーを見たいと思っているとは限らない。そちらのほうがずっと面白いということですね。じゃあ、ネットフリックスを入れたら、親も喜びますね。

和田　そう、親孝行になると思います。

わだ・ひでき●1960年、大阪府生まれ。精神科医。ルネクリニック東京院院長。東京大学医学部卒業後、東京大学医学部附属病院精神神経科助手、米国カール・メニンガー精神医学校国際フェロー、浴風会病院神経科医師などを経て現職。高齢者専門の精神科医として、30年以上にわたって高齢者医療の現場に携わる。著書に『70歳が老化の分かれ道』（詩想社新書）、『80歳の壁』（幻冬舎新書）、『テレビの重罪』（宝島社新書）など多数。

第五章
薬では「心の病気」そのものは治せない

高木俊介（たかぎクリニック院長）

ACT（Assertive Community Treatment＝包括型地域生活支援プログラム）とは、精神障害を抱えた人が自宅で暮らせるよう、医療チームが積極的に地域の中に入っていき、その人たちの生活を支える取り組みのことをいう。精神科医の高木俊介さんは、京都の地で、日本で初めての民間のACTを立ち上げた。統合失調症の人でも、ケアのやり方を変えることで、薬を減らすことが可能だという。精神科領域の薬とどのように付き合えばいいのか、薬のあり方についても厳しい批判の目を向けてきた高木さんに話を伺った。

暴力や人権侵害が横行していた過去

鳥集　高木さんは、精神医療改革の運動にずっと関わってきました。精神科領域の薬の問題を語るには、この運動にも触れざるを得ないと思うのですが、高木さんがどのように関わってきたのか、まずはそこから話していただけませんか。

高木　僕が医者になったのは1983年のことです。当時はまだ、60年、70年代の医局講座制解体運動の余波を受けて、精神医療も変えていかなくてはならないという風潮が残っていました。僕が医学部卒業後に最初に行った病院も、率先して精神医療改革の運動をやっていたんです。当時の改革運動の目標は、第一に病院を開放化することでした。精神医療はほとんどが閉鎖病棟で行われており、強制入院が中心でした。そこで、病院を開放化して、患者さんが自由に出入りできる環境にしようと取り組んでいたのです。

精神病院というのは単位がとても大きくて、500床くらいはごく当たり前にあった。そのうえ、閉鎖病棟が中心だから、患者さんへの暴力や人権侵害もけっして珍しくなかったのです。

鳥集　具体的には、どんな暴力や人権侵害があったんですか。

高木　患者さんを押さえ込んで強制的に隔離したり、24時間拘束を何カ月も続けたりしていました。保護室に隔離するのでも、患者さん自身も確かに興奮しているけれど、ケアする側も患者さんを押さえ込んだり怒鳴ったりする。精神病棟というのは、看護師も男性が多くて、しかも屈強な人が多いんです。そんな中で、女性患者に対する性的な凌（りょう）

辱行為もあった。

鳥集　凌辱行為に医師も関わっていたんですか。

高木　医師の場合は陵辱というより、研修中に治療関係という上下関係を利用した形で患者さんと恋愛関係を結んでしまうということもあります。強制のえげつなさで言えば、強制入院の時、患者さんを布団で「す巻き」にするようなことをやっていたんです。

鳥集　もうやくざですね。

高木　その時、興奮を抑えるために患者さんに麻酔薬を注射している場合もあるから、病院までの途中で呼吸が止まる危険もあるわけです。でも、自分も「精神医療とはそういうものなんだ」と割り切って仕事をしていた。しかも、自分が精神医療を改革しているという信念があるから、看護師に暴力を振るわせないためには、医者である自分が先頭に立って患者さんを押さえ込まなければならないと思っていたんです。

　そんな状況でも、病気の症状が治まったら、家族や本人から感謝される。だから、いいことをしていると思い込んでいて、そうした行為の暴力性には気づかずにいた。患者さんが攻撃的になる動機――つまり、医療や人間そのものに対する不信感をこちら側が作りだしていながら、それをすべて病状のせいにしていたのです。

鳥集　その矛盾に気づくきっかけは何だったんですか。

高木　患者さんが自身の体験を語ってくれるんです。多くの場合、医者というのは治療がうまくいった患者さんのことしか覚えていません。とくに僕は急性期病棟にいたので、慢性期病棟に入った患者さんのことは忘れてしまっていた。ところが、自分が病院を辞める時に、自分が関わった患者さんに挨拶して回ってみると、暴力的に強制入院させられた人たちが、人間不信の塊のようになって病棟の片隅に沈殿(ちんでん)していた。まったく薬を飲もうとしない、病院に反抗的な患者というレッテルを貼られた人たちが何人もいる。そうした現実に直面して、大変なショックを受けました。

鳥集　その後、大学に戻ったんですね。

高木　精神医療改革も含め「若手を育てろ」と言われて、大学に戻りました。京大病院の精神科は、医局員全員が1人1票をもって教授を選ぶ精神科評議会という組織を作って、民主的かつ自主的な教室運営をしていました。僕が戻った時の教授は、木村敏[*1]さんという有名な精神科医でした。

鳥集　僕も木村敏さんの本は何冊か読んでいます。

高木　彼は気に入った患者さんと何時間も喋るのが好きで、臨床にはあまり熱心でなく、自分が好きな学問ができていればいいという人でした。だから、かえって政治的に立ち回るようなこともなく、僕たちは自由にできたのです。教授を筆頭に医者、看護師が病棟回診をする〝大名行列〟や、患者を研究材料として扱うことはやめて、まっとうな医療をやろうということで、極力入院を断らずにやっていました。看護スタッフと一番うまくやれていた時は、夜間の入院も受け入れていました。

鳥集　大学病院でもその気になれば、24時間、患者さんの入院を受け入れられるんですね。

高木　だけど、やはり患者さんに対する侮辱行為はあるし、職員が保護室の患者さんに性的ないたずらをするようなことさえあった。そういう問題は、開放病棟であったとしても、保護室のような密閉された空間がある限りどうしても起こるんです。しかも、精神障害者は差別された存在だから、どんな医療者でも「この人たちは自分では何もできない存在だから、私たちが保護してあげている」という感覚に陥る。要するに、患者の人権というか、人間性を認めない。精神医療は今まで、そうした中で行われてきたんです。

「精神分裂病」という侮蔑的な病名

鳥集　コロナに関しても、感染した患者や施設の入居者を閉じ込めて、面会者と会わせないということをしていますが、精神医療と共通した問題を感じます。

高木　そうかもしれません。人間を病原菌扱いして、感染者を差別する風潮ができてしまった。それから僕は、ずっと臨床を続けながら、大学時代は「精神分裂病」という病名の変更運動をやってきたんです。今の感覚からすると嘘みたいな話だけど、病名ひとつ変えるのに10年かかりました。精神分裂病は、人間の精神がバラバラになるというイメージがあった。ちなみに認知症も「痴呆」と呼ばれていましたが、漢字の痴というの

＊1　木村敏……きむら・びん（1931～2021）。精神科医。京都大学名誉教授。『時間と自己』『自己・あいだ・時間』など、人と人との関係を論じる哲学的な著作を多く発表し、現象学的病理学を提唱した。

は「知」に「疒」（やまいだれ＝病に関連する漢字のたれのひとつ）じゃないですか。すごく侮蔑的な感じがしますよね。

病名変更運動は、家族会から「病気のことだけでも世間から偏見をもたれて大変なのに、このような病名をつけられては肩身が狭く生きづらい。だから、学会で名前を変えてくれないか」という申し入れがあったのがきっかけです。ところが、日本精神神経学会が一蹴した。「これは由緒ある病名だ、そうした学問的な領域に素人が口を出してどうするんだ」って。

鳥集 そんなことがあったんですね。

高木 ただ、精神科は改革運動が一番激しかったから、日本精神神経学会も今よりずっと民主的な組織だったんです。だからこそ、僕らみたいに運動をやっている人間でも理事や評議員に入れた。僕はインフォームド・コンセントの研究をやっていたから、「これから情報化時代に突入して、精神科の病気であってもマスコミに取り上げられるようになる。だから、世間一般に広く受け入れられる病名にしなくてはいけない」「社会的なイメージや差別の問題だけではなく、オープンな討論ができるようにすることは医療にとっても大事だ」と考えていた。だから、病名変更のための委員会を学会内で組織して、議論を始めたんです。

鳥集　当時は「精神分裂病」の患者さん本人に病気や治療のことを説明しても、わかるはずがないという偏見もありましたよね。

高木　そうです。うつ病だって、今では想像がつかないかもしれないけれど、1990年代でも「うつ」と診断書に書いた途端に、会社をクビになったんですよ。だから皆「神経衰弱」などと書いて、誤魔化していたのです。

鳥集　それは後で話す、製薬会社の「心の風邪」キャンペーンにつながる話ですね。

高木　そうです。90年代の半ばぐらいからマスコミが取り上げ始めて、うつ病に対する偏見は少なくなっていきました。ただ、その裏には、製薬会社の作為的なプロモーションがあった。とはいえ、うつ病をはじめとする精神疾患もきちんと啓発しなければならないという風潮ができたと思うんです。ただ、精神分裂病の場合は僕たちが率先して立ち上がる必要があった。とにかく差別をなくそうということで、精神医療改革運動の仲間たちを巻き込んでいったんです。

鳥集　「差別をなくそう」と言えば、教授たちだって反対しにくいでしょうからね。
高木　反対はされませんでしたね。ただし僕自身は、「病名を変えるという姑息的な運動で差別をなくそうとしている」と、仲間からも叩かれました。
鳥集　皆から理解してもらうのは難しいですね。

精神疾患をもつ人も「地域で支える」

高木　そういう経験もあって、実践的なこともしなくてはいけないと思っていたんです。それで、精神医療改革運動のもうひとつの柱である、「患者さんを地域で支える」という運動に引き込まれていった。とくに大阪は先進的な地域で、保健所のケースワーカーさんたちが立派だった。「コンビニでごはんが買えれば、どんな人でも地域社会で暮らせる」といったスローガンを掲げていて、助けてほしい時には電話で「ＳＯＳ」を出してくれたら大丈夫。飯さえ食べてくれれば、少しぐらい夜眠れなくたって構わないじゃないか、と開き直っていた。
鳥集　精神障害を抱えていても、地域で暮らすことはできる。そうした支援を実践している人たちだからこそ、そう言えるわけですね。

高木　その大阪の保健所の活動はすごかったですよ。精神障害者の対応は保健所の大きな仕事のひとつだったから、精神保健福祉士の資格をもつケースワーカーさんが、ちゃんと患者さんの家に行ったんです。そういう仕事をする人が看護師だったりすると、どうしても医療機関につなげようとして医療化しがちです。だけど、大阪ではケースワーカーさんが訪問していた。だから、地域社会で暮らせるようにしようという意識が強かったんです。

鳥集　ケースワーカーさんって、もともとは社会生活が困難な人を福祉につなげて、支援することがおもな仕事ですもんね。

高木　そうなんです。さらに、精神障害者の退院促進事業を厚生労働省が2000年ぐらいからスタートした。実はこれ、大阪の保健所のケースワーカーさんたちが自主的に始めた退院促進運動がモデルになっているんです。

鳥集　コロナになってからの保健所は、とにかく電話をかけまくって陽性者の登録をしたり入院先を探したりという仕事に忙殺されたようです。本来は、保健師さんやケースワーカーさんが地域に入って本当に困っている人を見つけ、福祉や医療につなげるのも大きな役割のはずでした。

高木　そういう事業をやれる力を大阪はもっていたんです。普通だったら、保健所に医者が行くとおもてなしされるんですが、僕が出向くと「こっちの訪問で忙しいから、先生はあっちに行ってください」って置き手紙と自転車の鍵が残されている。「病院から薬をもってきてください」っていうメモ書きが置いてあることもありました。

鳥集　小間使いくらいに思われていたんですね。

高木　「メスをアルコールランプで炙(あぶ)っておいてください」と言うものだから、なんでやろうと思いながらも消毒して保健所へもって行くと、寝たきりのお年寄りがいて、「先生、褥瘡(じょくそう)(床ずれのこと)切って」と指示される。そういうことを保健所がやっていたんです。今では許されないことですが。

鳥集　すごいですね。

高木　そういう活動をやっているから、やっぱり地域に根ざした活動は面白いと思っていたんです。でも、京都の地域活動は大阪ほどじゃなかった。それで、大学に戻ってからは、病棟での臨床と学問と病名変更運動に没頭していたんです。さらに、大学の助手でありながら病名変更を達成した時には学会の理事になったんですが、それによって学者の世界がどういうものかがだんだんと見えてきた。

学会が、利益団体代表のような動きを始めた

鳥集　学会の学者たちって、具体的にどんな感じだったんですか。

高木　精神医療の現場で何が起ころうと、何の興味もないんです。それでも、日本精神神経学会は民主的で、宇都宮病院事件[*2]、保安処分問題[*3]などが起きた時に、ちゃんと委員会を作って対応してきた。それができたのも、精神医療の改革運動をやっていた理事たちが何人か入っていたからです。ところが、次第に日本精神科病院協会の理事が入ってきて、利益団体代表のような動きを始めた。彼らと学者たちが結びついて、改革運動をやっていた僕らを排除していったんです。院内で何か問題が起きても、病院の理事たちはもみ消そうとするし、学者たちはまったく関心をもたない。それで僕たちも、学会でやりたいことがぜんぜんできなくなってしまいました。

鳥集　学会だけじゃなく、大学も変わっていったんですね。

高木　そうなんです。精神科は民主的な運営をやっていたんですが、2008年に旧帝国大学を中心に大学院重点化が行われ、それによって医局が有名無実になった。縦割りの医局講座制だと研究の能率が上がらず、業績も出ないから変えようということだったのですが、文科省の本音としては医局講座制潰しが目的だったと思います。それまでは、僕が実質的に人事をやっていたのですが、僕に対する中傷ビラが撒かれたりもした。それで、精神病院の改革運動もやったし、病名の変更もできたから、もう大学に残る意味はない。それで、医者をやめようかなと思ったんです。2年ぐらいバイトだけで遊んでいた。

鳥集　バイトというのは、医者としてのアルバイトですね。

高木　そうです。ひどいよね、医者は。週2日もバイトに行けば普通以上に暮らせるんだから。こんなんだから、医者としての責任をもつことがなくなるんだと思った。そんな「腰掛け」の状態だと、患者の人生を見ることなんてできない。ツイッターで、ワクチンを「打て、打て」と言って騒いでいる連中だってそうでしょう。いったい医者として、どれだけ働いているのか。それで僕は、暇な時間があるうちに社会学や哲学を勉強したいと思って、本をさんざん読んだんです。そもそも精神病理学というのは、ある程度哲学を知っていないとできませんから。それが今になってものすごく役に立っています。

文化人類学に没頭していた学生時代

鳥集　僕も僭越（せんえつ）ながら、コロナ騒ぎになって、文系の学問の大切さを改めて痛感しました。答えのない問題に対して、どう解決していくか。そのためには対象から離れて、多

＊2 宇都宮病院事件……1983年に栃木県にある精神科病院・宇都宮病院で、看護職員らの暴行により、入院患者2名が死亡した事件。閉鎖病棟の密室性が問題となり、精神障害者の人権保護や病院の開放化が議論されるきっかけとなった。

＊3 保安処分問題……犯罪を起こすおそれのある者に対して、刑罰とは別に監禁したり、教育や治療などの処分を加えること。重罪を犯した精神障害者に対して、法律で監視や治療などの保安処分を科すかどうかが、繰り返し議論されてきた。

角的な見方ができなくてはならない。専門家と呼ばれる人たちには、そうした視点が決定的に欠けていました。

高木　とくに理系の人たちは、世の中のことを論理的に見るけど、切り取られた一部分しか見ていませんよね。僕は、学生時代に水俣病被害者の支援活動もやっていたんです。あとは、文化人類学の教室にも入り浸っていた。

鳥集　医学部の学生がそういう教室に入り浸っても、咎められなかったんですか。

高木　当時は、まったく問題なんてありませんでした。むしろ、医学部の授業なんてほとんど出たことがない。ほとんどが追追追試（笑）。僕は文化人類学のほうでアフリカに行ったりして、忙しかった。

鳥集　それでよく卒業できましたね。

高木　追追追試ぐらいになると、8年大学にいる先輩とかが一緒に来るわけです。教授も追追試ぐらいからは問題を作るのが面倒だから、教授室に学生を呼んで話をするだけになる。たとえば小児科だったら、「お前、小児科の教科書はちゃんと読んだのか」と言うから、実際はあまり読んでいないけど「ハイ」って答える。それから、「膠原病というのが、なんのこっちゃさっぱりわかりませんでした」と言ったら、「そうやろ。あれは一番難しいんや。よし、読んどるな」。それで通るんです。なんか、真面目に勉強したほうが損みたいな感じがした（笑）。

鳥集　おおらかな時代ですよね。それで、卒業後、どうして精神科に行ったんですか。

高木　子どもがいたんです。ほかの科に行ったら教授の意向ひとつで遠方の病院に行かされる、でも、精神科に行けば好きなだけ子育てができるぞって言われて。精神病院に行くまで精神科のことを何も知らなかったので、そこから猛勉強したんですが、行ってみると精神医療改革と言っていた医者のほうが、びっくりするほどの量の薬を使っていた。薬をたくさん使って治したほうが、病院を開放化できると思い込んでいたんです。だから、副作用がものすごく出ていた。腸閉塞はしょっちゅう起こるし、突然死も多かった。パーキンソン症状[*4]なんかも出て、皆さん、体が固まっていた。何とかしなくてはと思い、そこで薬の勉強を始めたんです。

「これからは精神医療を地域化しないとアカンのや」

鳥集　それが薬に問題意識をもたれたきっかけだったのですね。それで、今度はどうしてＡＣＴ‐Ｋ（京都）を始めたんですか。

高木　実は、アサーティブ・コミュニティ・トリートメント（ＡＣＴ）というのは、２００２年に厚生労働省が精神医療改革のビジョンの中で言い出したんです。精神医療を地域化していくためには、ＡＣＴのような地域で支える体制が必要だと。それで、アメリカで実践されていることをモデルに、日本の試行事業としてＡＣＴ‐Ｊを作るってぶち上げた。当時、僕がバイトしていた先の病院の院長が精神医療改革を担ってきた人で、診療所を作って地域医療の先端をやろうとしていたんです。それがきっかけで知ったんですね。

鳥集　なるほど。

高木　厚労省は、精神医療を地域化していかないとダメだと考えていた。精神障害者を病院に収容するようなことを続けていたら、人権侵害だといって海外からも非難を浴びる。それで、先輩から「ＡＣＴって知ってるか。これからは精神医療を地域化せんとアカンのや。だから、お前がやれ」って言われたんです。最初はどうしたらええんやと思いましたが。

鳥集　開業するにも、資金が必要ですよね。

高木　仮に銀行からお金を借りられたとしても、経営が成り立つかどうかわかりませんよね。当時、厚労省がＡＣＴを実践しているアメリカ人を呼んで学習会や講演会を開いていたので、それに参加してみたんです。それで、「これならやれるんちゃうか」と思えるようになった。

それで、ＡＣＴに興味をもった京都のケースワーカーと「やってみよう」ということになったんです。ちょうどその頃、地域での在宅医療の必要性について取り沙汰される

＊4　パーキンソン症状……薬によってパーキンソン病と同じような症状が出ること。「薬剤性パーキンソニズム（パーキンソン症候群）」と呼ぶ。動作が遅くなる、手が震える、方向転換しにくい、走り出して止まれない、表情が少なくなる、ふらふらするといった症状が出る。薬によって神経伝達物質のドーパミンの作用が弱まることによって起こるとされている。

ようになり、医療系の雑誌では在宅医療をやっている内科医の特集も組まれていた。そこで、経営を成り立たせる方法をそういう人たちから教えてもらったり、訪問看護の制度を勉強をしたりしました。2007年には、在宅医療に診療報酬がきちんとつく制度ができて、経営もしやすくなりました。

鳥集　そこから始まったんですか。

高木　うちは2004年にスタートしていましたね。往診と精神療法代しか入らないものだから、初期の頃は必死で往診を続けました。患者さんが医療機関に行かなくなって、家族や地域が困っているケースがたくさんあったんです。僕はそういう患者さんへの往診という需要がたくさんあることも知っていたので、当時は自転車で京都中の保健所を訪ねて、「精神科の訪問診療をやるんでお願いします」って営業して回った。また、家族会で「こういうことをやります」と講演すると、患者さんの家族も期待してくれました。息子が病院へ行かなくなった、薬を飲まなくなった、しょっちゅう入院しなきゃいけない――それなのに、診療所も病院も問題を解決してくれない。精神障害者の家族は、そういう悩みをいっぱい抱えているのです。

最初は訪問看護ステーションも含めて、5人で始めました。皆の給料は病院よりも安かったけど、僕たちには熱意があった。そのうち、ちゃんと自分たちも食べていける診療報酬になっていった。だけど、訪問看護ステーションとクリニックだけでは生活支援ができないので、大学でケースワークを教えている先生たちに、学生をボランティアとして派遣してもらうことも始めました。

鳥集　学生たちにはどんなことをしてもらっていたんですか。

高木　患者さんの生活支援です。夜泊まり込んでコンビニに一緒に行くとか、そばにいて見守りをしてもらう。患者さんの病状が悪化した時に患者さんの飼い犬の散歩をしてもらったこともあったな。そうしたら、その学生たちの中から、卒業後にケースワーカーの資格を取って、うちに就職してくれる子が4、5人出てきました。

幻覚や妄想を悪化させるのはストレス

鳥集　それはすごいですね。実際にACTを実践してみて、手ごたえを感じますか。

高木　自分を病人としてではなく、生活者として見てくれている。生活の支援、人生の支援を中心にしてくれているということが、重症な人にも伝わっていると思います。うちのスタッフは、そういう意識をもった人ばかりですから、病気の話はほとんどしないんです。

鳥集　どういう話をするんですか。

高木　この人は今、何に悩んで、何につまずいているか。もちろん病気を抱えている相手だから、それをどう治療するかという話も出るけど、それが中心にならないんです。一応「統合失調症」という病名がつくタイプの人を診ていますが、そういう人ほど、医療支援より生活援助が効果的なんです。

鳥集　統合失調症ですから、病気の典型として言うと、妄想、幻覚だとか、させられ体験[*5]といった症状をもっている方が多いんですよね。

高木　皆さん、バリバリもっています。

鳥集　そのために社会と軋轢（あつれき）があったり、暮らしにくさを抱えていたりすると思うんですが、どうなんでしょうか。

高木　逆なんですよ。僕らだって、外界を見る目というのは、精神分析で言うと実は妄想性なんです。人は人を見て付き合っているわけじゃないんです。その人の内的対象というか、自分の内で勝手に作り上げた相手に対するイメージ、たとえばお父さん像やお母さん像といったものを当てはめて付き合っているんです。

鳥集　個人幻想と言い換えていいでしょうか。

高木　そうです。本当は個人幻想の世界なんだけど、お互いにうまいこと折り合いをつけながらやっているのが人間関係です。症状として幻覚、妄想をもっている人も基本は同じ。自分の幻覚、妄想の中に生きているけれども、それによって外の人と折り合いをつけようとしている。しかし、実際には現実の関係の中で折り合いがつかない。その折り合いのつかなさ、ストレスが、幻覚、妄想をより激しくしている。そのために、ますます折り合いがつかなくなる。こうしたことは、とくに親子関係において顕著です。

鳥集　統合失調症的な素質は現代社会では「病気」ということになっていますが、歴史

＊5　させられ体験……自分の行動や考えが自分のものではなく、自分ではない何者かによって操られていると感じること。

的に見ると社会の中で一定の役割をもっていた人たちだったというのを、何かで読んだ記憶があります。

高木　狩猟社会だったら、遠くのほうからやってくる危険を敏感に察知するタイプの人たちだったかもしれない。

鳥集　あるいは、卑弥呼がいたような時代であれば、天からのお告げを伝えるシャーマン的な役割をしていた。

高木　超自然の神の声を伝える人だったりしたわけですよね。そういう人たちが共同体の中で尊重されていれば、人間関係にも折り合いがつくわけです。幻覚や妄想が多少は迷惑になったとしても、危害を加えない限りは許される。

鳥集　それなのに、明治になって西洋的な疾患の概念が入ってきたことで、社会にとって「放置しておいてはいけない人たち」になった側面はありますね。

高木　「あれは病気だ」「自分たちとは違うんだ」。だから病気として薬で治そう、となるわけです。本当は薬では治らないんですが、薬で症状を抑えてもとの世界に引き戻そうとする。ところがもとの世界には家族関係をはじめ、その人を病気に追いやったさまざまな要因がゴロゴロしているから、また悪くなる。そうしたら「この人は脳の中の病気が進行している」と見なされて、さらに薬が増える。その悪循環なんです。

鳥集　治療するのではなくて、生活の場での支援に転換すると、薬の使い方が変わってくるんですか。

高木　変わってくるし、どんどん減らせます。抗精神病薬って、けっして幻覚や妄想をなくす薬ではなくて、感情の揺れを抑える安定剤なんです。ですので、その人自身が自分に起きた問題に対処することができる、あるいはその人自身だけではできなくても、こちらがその問題を同定して一緒に解決することができれば、薬はいらないんです。

鳥集　具体的には、どういった支援をしているんでしょうか。

高木　たとえば、親にとって精神障害のある子どもは、管理しなければならない存在になりがちです。いい大人なのに、お小遣いなんかもすべて親に握られている。そうでもしないと、お金を与えたらすぐに使ってしまう、何をしでかすかわからないと親の側は思い込んでいる。

一方、本人たちはコンビニに行って自分で何か買いたい、パチンコに行きたい、風俗だって行きたいと思っている。でも、親にお金が欲しいと言ったら、頭ごなしにダメと言われる。そんなふうに悩んでいることが、親に対する攻撃につながったりするんです。しかも、攻撃していると激情に駆られるから、「お前は本当の親じゃないんだ」といった幻覚、妄想が出てくるわけです。

そこで、僕らが訪ねて行って、ご家庭の中で一緒に話す。あるいは一歩外に出て、親との関係での困りごとや心配ごとも聞いたうえで、両者に安心してもらえるようにもって行く。それで、本人も含めて、お小遣いの渡し方から一緒に考えていくんです。

鳥集　なるほど、そうした困りごとがうまく解決できないと、幻覚、妄想が悪化してしまうことがあるんですね。

高木　そういう関係だと、親が薬の管理役になってしまうので、本人はますます薬を飲みたくなくなる。それによって、親が子どもを憎んでしまうようなこともあるんです。さらに言うと、薬には副作用があるから、本人はやめたいと思う。でも、薬をやめたいと思うこと自体が、病気のせいだと思われてしまう。

鳥集　そうやって、さらに薬が追加されていくんでしょうね。

1回に10錠以上飲んでいるケースもざらにある

鳥集　高木さんのところに来る前の患者さんの例だと、どういう種類の薬を何錠くらい飲んでいるケースが多いですか。

高木　人によってそれぞれですが、朝昼晩の食後と寝る前で1日4回、1回に10錠以上飲んでいるケースがざらにあります。

鳥集　1回に10錠ですか。統合失調症の患者さんって、おもにどういう薬を飲んでいるんでしょうか。

高木　抗精神病薬と言われる種類の薬です。ジプレキサ（一般名・オランザピン）、セロクエル（同・クエチアピンフマル酸塩）、リスパダール（同・リスペリドン）、インヴェガ（同・パリペリドン）といった新しいタイプの抗精神病薬（非定型抗精神病薬）がよく出ています。いずれもドーパミンを抑えると言われているのですが、それによって統合失調症に本当に効果があるのかどうか、証明はされていません。

鳥集　ということは、飲んでもあまり効かないんですか。

高木　飲んだら穏やかにはなると思います。でも、周りから見たら穏やかになったようでも、患者さん本人にしてみればしんどくなっているだけかもしれない。昔の抗精神病薬（定型抗精神病薬）は、パーキンソン症状や遅発性ジスキネジア[*6]などの副作用が強かったんです。そこで、製薬会社が副作用の少ない新しいタイプの薬として、非定型抗精神病薬を売り出した。よく効くという触れ込みなのですが、実際には変わりないです。それに、薬価も高い。

鳥集　うたい文句通り、副作用は少ないんですか。

高木　副作用の種類が違うんです。新しいほうの薬は太るとか、糖尿病になりやすいといった内分泌系の副作用が多いですね。危険性はないと言われていますが、長期の副作用がわかっていないだけで、循環器系の副作用が出る可能性がある。イギリスでは20年頃から、抗精神病薬が出てからの50年を反省するべきだと言われ出しています。その中で、非定型抗精神病薬の効果はコストに見合っていないという意見も出ている。そうしたことは、日本では絶対に言われないですね。僕は、昔の抗精神病薬のほうが特定の人には効くことがあると思っているのだけど、古い抗精神病薬はすっかり悪者扱いされているので、若い精神科医はぜんぜん聞く耳をもってくれません。

鳥集　非定型抗精神病薬のパーキンソン症状や遅発性ジスキネジアは、薬の量を減らせば治まるものなんでしょうか。

高木　パーキンソン症状は減らせば治まりますが、ジスキネジアは治らないことがあります。でも、実際にはね、今の新しい抗精神病薬でもパーキンソン症状のような神経系の副作用がいっぱい出ているんですよ。だけど、昔の薬ほどはっきり出ないから、今の若い医者は神経系の副作用に気づかないんです。そのために、新しい抗精神病薬ばかりがいいものだと思い込まれてしまう。治療コストもどんどん上がってしまう。

データよりも「本人の役に立つかどうか」

鳥集　結局、臨床試験をするにしても、何をエンドポイント（最終評価項目）にするかが、すごく重要だと思うんです。本当は、統合失調症が治った、あるいは日常生活が送れるようになったということをエンドポイントにすべきだと思うのですが、現実には、

＊6　ジスキネジア……自分の意思とは関係なく、体の一部が不規則で異様な動きをする現象。

「精神症状が落ち着いた」といった、短期間における結果しか出ていないのではないでしょうか。

高木　そうなんです。「眠れるようになった」とかね。でも、抗精神病薬は昔のものも今のものも、眠気が強くなる副作用がある。それが製薬会社にかかると、「睡眠障害が改善した」というプラスの評価になってしまう。

鳥集　何のために薬を飲むのかを真剣に考えないといけないですよね。統合失調症の患者さんにとって一番大事なのは、社会生活を送れるのかどうかではないでしょうか。

高木　その通りです。精神医療の最終目標は、社会適応できるようになること以外にはないんです。薬を飲んで幻覚や妄想が改善したとしても、社会適応できるようになるわけではないですからね。

鳥集　さらに言えば、太るという副作用によって命を縮めている可能性もあるわけですから、最終的には総死亡率がどうなるのかもきちんと見なければいけません。

高木　そうです。製薬会社は、薬をずっと飲み続けている人は再発が少ないと強調します。確かに臨床試験の結果を見ると、半年飲み続けている人のほうが、3倍くらい再発しにくいというデータになっている。だけど、半年飲み続けられなかった人の中には、副作用が強くてやめてしまった人や禁断症状が激しく出てしまう人が含まれています。そうやってやめてしまった人のほうが、再発率が高くなるのは当然ですよね。

それに、もとのデータを改めて見ると、2年以上経つと、ちゃんと薬を飲み続けている人もどんどん再発してくるわけです。その一方で、飲んでいなかった人は飲まないまま再発しなくなってくる。すると結局、そんなに差がなくなってしまうのです。

鳥集　精神科領域の薬に限らず、臨床試験のデータの都合のいい部分だけを切り取って、あたかも効果が高いかのように見せていることが多いので、「効くというエビデンスがある」と言われても、鵜呑みにするのはよくないですね。

高木　そもそも、患者さんにはエビデンスなんて関係ありません。その薬がその人にとって役に立つかどうかだけですから。

薬では病気そのものは治せない

鳥集　高木さんは抗精神病薬を批判していますが、患者さんに出すこともあるんですか。

高木　とりあえず鎮静してもらわないと困るような場合には、ガバッと出すこともありますよ。でも、なるべく早く減らそうと思っています。

鳥集　精神科全体として、統合失調症の薬を減らしていこうという方向には動いているのでしょうか。

高木　減らそうと頑張っている医者も当然います。だけども、そういう医者でも、「薬が病気を治す」という前提を信じている場合、その人の病状がよくならない限りは減らそうとは考えないですよね。僕はそうではなくて、薬では病気そのものは治せないと考えているんです。だからこそ、たとえ病状が悪くなっていても、薬を減らしてみようとする。実際、減らすことで副作用が減るし、本人も意識がはっきりしてくるんです。病気があっても、人間関係がよくなり、一緒に物事を考えることができるようになる。そうすることで、その人が受けているストレスをより理解しやすくなるし、病状も、その人が生きていくためのサインとして捉えることができるようになる。おそらく、そうやって診ている医者は少ないだろうと思います。

鳥集　病状が悪化しているならば、その人の人間関係の中で、そうなる必然性がどこにあるのかを考えなくてはいけないということですね。

高木　現実の生活の中で、どこかにつまずきがあるはずなんです。だから、薬を増やす前に、その人のつまずきを取り除こうと思うわけです。それができれば、薬を増やさなくても、支援できる。それは僕たちが日々経験していることなのですが、残念ながら普通の病院の医者たちには、そういう視点がない。「病気が悪くなっている」としか思わない。だから薬を増やすしかないんです。

鳥集　森田洋之さんも言っていました。患者さんの生活の場に入ると、外来では得られないような情報がものすごくたくさんあると。

高木　たくさんありますよ。ずっと引きこもって寝たきりで、風呂にも入らず、ひげも伸び放題。裸のまま家族と話もしない。幻覚や妄想があって、何か独り言をいっている――。その人を無理やり病院に連れてきたとするでしょう。そうしたら衣服も身に着けず独り言をいって、ひげもぼうぼうだから、薬が必要と思われるわけです。でも、飲めと言ったって、飲まない。そこでまずは保護室に入れて、無理やり押さえ込んで注射して、それでも暴れるから抑制する。薬がドーンと入っておとなしくなれば、服を着せることもできるようになるでしょう。だけど、ますます不信感が募って、誰ともコミュニケーションができない人になることが目に見えています。

　だけど、僕らはそういう人たちの家に行くわけです。いくら話しかけても反応もしてくれないし、何カ月も通ったところで状態は変わらない。ある日、どうしようかと考えながらいつものように部屋に入ってみると、いままで気づかなかった隅っこのほうに古いプロレスの本を見つけた。そこで、毎月プロレスの雑誌を買って、枕元にそっと置いてくる。

鳥集　面白い。

高木　最初はね、何にも反応がありません。仕方がないからプロレスのことがわかるスタッフが行って、雑誌を見ながら「あんまり読んでくれてないんやない?」って言いながら、ひとりでプロレスのことをボソボソと喋って帰るんです。それを半年ぐらい続けていたら、ある時、雑誌を見てくれるようになった。そこから、やりとりが始まっていくんです。

鳥集　その方は、コミュニケーションがとれるようになったんですか。

高木　今ではね、自分で風俗に行ってますよ（笑）。女性スタッフとエッチな話をして、笑って喋っています。服もちゃんと着るようになった。薬も自分で飲むようになりましたが、そうなるまでに10年かかりました。でも、最初のきっかけはこんな感じなんです。そんな話がもう、僕らの現場にはゴロゴロ転がっている。

薬を飲んでもらうにしても、人間関係の構築が肝心

鳥集　そういう患者さんは幸せですね。一方で、多くの患者さんは生活の場ではなく、クリニックや病院に通って、薬をもらっているわけですよね。

高木　そうしたところでは、すべてが「病気」として切り取られてしまう。でも、僕らだって2、3日飲まず食わずでずっと暗い部屋に閉じ込められたら、幻覚や妄想なんてすぐ出ますよ。やっぱり、当事者の立場からの情報がもっと広まらないとダメだと思うんです。今でも精神病といったら、精神病院に入れなくてはいけないくらいおかしな人たちだというイメージをもたれがちです。そして、それを治せるのは薬だけだという思い込みがある。しかし、実際に精神病院に行けばわかることですが、大量の薬を飲んで

いる人が幻覚、妄想に襲われて、わけのわからないことを喋っているんです。それなのに、それらの薬は「幻覚、妄想に効く」と言われている。矛盾していますよね。

鳥集　そうした薬を処方しているお医者さんは、疑問をもたないのでしょうか。

高木　医療者側の認知のゆがみなんです。

鳥集　多くの場合、医者にかかったら、薬が増えていく可能性が高いということですよね。だとすると、もし自分の子どもが幻覚、妄想などの症状に襲われるようになった場合には、どうすればいいでしょうか。

高木　藁（わら）にもすがる思いで相談に行く先が、精神病院や保健所ですよね。本当は、医者やケースワーカーさんが家まで足を運んでくれたらいいのですが、多くの場合「こちらに連れて来てくれないと診ることができません」と一蹴されてしまう。保健所にせよ病院の医者にせよ、家族がどんな対応をしていけば、本人が心を開いていけるのかを一緒に考えてあげるべきなのに、とにかく薬ありき。「薬を飲ませないことには、どうにもできません」と言うものだから、親は絶望的な気持ちになってしまう。そんなの、うまくいくわけがないんです。

鳥集　現実は難しいですね。

高木　だから僕は、とにかく「ありがとう」と「ごめんなさい」を親が言える場面をたくさんつくりなさいと言っているんです。やっぱり人間には差別心があるから、どうしても精神障害者を見下してしまう。親でさえ子を見下してしまうんです。だから、なんでもいいから、いいことをした時には「ありがとう」、自分が怒ってしまったら「ごめんなさい」と言いましょう。そう親に伝えているんです。

鳥集　常日頃から実践することが大事なんですね。

高木　そう。そんなことの積み重ねで、快方に向かうのです。それなのに、すべてを病気として切り取って、薬で治さないといけないものと思い込んでいるのがおかしいんです。

鳥集　病院に行けば薬をたくさん処方されると思うのですが、本人が飲みたくないと言ったら、それも認めてあげるべきなのでしょうか。

高木　時にはそれも必要だと思います。今、ちょうどそういう患者さんがいるんです。「この薬を飲むのはやめた。全部やめられると約束してくれないと、後の薬ももう飲まない」と言われた。だから、「あなたが自分で1錠減らしてみたことは認める。そういう実験やと思ってやってみよう」と伝え、様子を見ています。

鳥集　ご本人が、それで調子が悪いなと感じたら、やっぱり飲もうかなと思ってくれるでしょうか。

高木　そう思ってくれることを期待しています。

鳥集　やっぱり、患者さんの考えを受け入れて認めることが大事なんですね。

高木　でも、なかなか難しいね。世の大半の人が、「精神病になったら人生おしまい」というくらいに思っている中で、精神病を患った自分を認められる人はまずいないんです。だからこそ、病識（自分が病気であるという自覚）がないのが当たり前だと考えるべきなんです。医者は、病識がないと薬を飲んでくれないと言いますが、たとえば高血圧の人は高血圧の病識をもっているから薬を飲んでいるのかといえばそうでもなく、「あの先生が言うんやし、しゃあないから飲んどくか」みたいなもんでしょう。うちの患者さんも、「なんや知らんけど、飲まんとあの先生が困った顔するな」というような感じで、飲んでくれているんだと思います。

鳥集　なるほど。薬を飲んでもらうにしても、人間関係が肝心ということですね。

かつては許容されていた、若者の「スランプ」

鳥集　ところで高木さんは、うつ病の患者さんは診ていますか。

高木　今のクリニックでは診ていませんが、他所では普通に診ていた。うつは自分が治そうと思って通院しないと、治るきっかけを失うと思うんです。僕らみたいに家に行って生活支援をしてしまうと、患者さんの士気を削(そ)いでしまいかねない。

鳥集　うつ病で医療にかかっている患者さんは、抗うつ薬を飲んでいる人がほとんどだと思います。高木さんは抗うつ薬に関して、どのような考えをおもちですか。

高木　まず、うつについて押さえておくべきなのは、今、うつ病と呼ばれているものと、僕が精神科医になった頃にうつ病とされていたものが、まったく違うということです。

　僕が習ったうつ病とは、身体まで巻き込んだ「内因性うつ病」というのですが、ある種の性格の人がある種の状況の下で中年以降になってから発症するものでした。症状自体は激しいけれども、良好な経過をたどるのが当たり前の病気だったんです。病状の激しさに対して、抗うつ薬もよく効きました。

鳥集　病状が激しいというのは、たとえばどんなものですか。

高木　自殺企図と、ものすごい焦燥感。いても立ってもいられないような、焦る気持ちが起こるんです。

鳥集　薬が効いたというのは、いわゆる古くからある三環系の抗うつ薬でしょうか。

高木　そうです。僕は三環系が一番効くと思っています。今になって考えると、それはうつそのものに効いたというより、三環系抗うつ薬には強い鎮静作用があるから、それが効いたのでしょう。ただし、口がすごく渇くという副作用があります。僕もたくさんうつ病の患者さんを診ましたが、「先生のおかげで治りました」という年賀状がいまだにたくさん届きますし、中年の真面目な会社員の方なんか、今でも挨拶に来られますからね。本当は、私が治したのではなくて、薬を飲んで休んでいるうちに自然に治ってたんですけどね。

鳥集　真面目だから、物事を深刻に考えて、うつに陥りやすいんでしょうか。

高木　そうなんです。そういう人たちだから、私のことをもとことん信頼してくれる。そうなると治りもいいんです。復職のために行った指導も、きっちり守ってくれる。職場でも信頼が厚いという人が多いから、社会復帰もしやすい。

でも、そういう人たちに昔の話を聞くと、若い時に、たとえば3カ月くらい寝っぱなしになっていた時期がありましたって言うんです。教科書には中年から起こる病気だと書いてあったのですが、おそらく若い頃すでにうつ状態に陥っているんです。「三年寝太郎」なんていうのはその典型でしょう。だけど、若いうちの3、4カ月～半年ぐらいのスランプは、世間が許してくれた。

「心の風邪」キャンペーンの真実

鳥集　昔は悠長な時代だったのかもしれませんね。それが、「心の風邪」キャンペーンくらいから変わったのでしょうか。

高木　そう。「心の風邪」キャンペーンによって、そういう内因性うつ病の人たちが、若い時の最初の発病の時から医療化されるようになった。そうなると、「私はうつ病だ。再発の危険性が常にある」という人生を、若い時から歩むことになるわけです。

昔のように「ただのスランプだ」と思っていれば、人生にはいろいろなことがあるけれど周囲の助けを借りて立ち直ったから、世の中のために頑張らなきゃと気持ちを切り替えて、社会から信頼されるいい大人を目指せたわけです。でも、若い頃から「自分はうつ病だ」と刷り込まれた人は、そういう人生をたどれない。再発を繰り返しながら、働くことが難しい人になってしまう。

鳥集 そのうえ、若い時から医療機関に通って抗うつ薬を飲み出すと、やめられなくなってしまう。とくに、現在、抗うつ薬として主流になっているSSRI（選択的セロトニン再取り込み阻害薬）やSNRI（セロトニン・ノルアドレナリン再取り込み阻害薬）は、ずっと飲み続けると離脱しにくくなりますよね。

高木 うつ病が再発する病気だということは、製薬会社の「心の風邪」キャンペーンの当初から言われていたことなんです。若い時に早期発見して、再発しないために飲み続けることが必要だとまくし立てた。実際に、うつ病と診断された今の若い人たちは、ずっと薬を飲み続けることになるわけです。

でも、長期にわたって飲み続けていると作用が変わっていくんです。たとえば睡眠薬を長期間飲んでいると、睡眠作用はなくなるけど、頭がボーッとする記銘力の低下などが残る。それと一緒で、薬に合わせた脳になっていき、薬の作用が変わっていくのではないかと思うのですが、そのあたりのことが、まだ何も研究されていない。さらに不幸なことに、SSRI、SNRI自体に、強い離脱症状があるんです。ベンゾジアゼピン系の抗不安薬の離脱症状が社会問題になっていたため、SSRIを抗不安薬として使う時に、製薬会社は「この薬は離脱症状がない。あっても少ない。心配しなくていいです」という売り方をした。だけど実際には、とても激しい離脱症状があります。

鳥集　具体的には、どんな症状ですか。

高木　激しい頭痛が起こったり、突然うつが再発したりする。気分の変化も非常に激しくなる。僕の印象なのですが、薬を中断した時に突然気分が落ち込んでしまうというのは、すごく怖いことじゃないですか。飲むことによって、精神的により不安定になることがあり得ると思うんです。

多様性無視の抗精神病薬

鳥集　離脱症状が起こらない程度の期間、一時的に飲むくらいならいいのでしょうか。

高木　うつを治療しているかどうかはともかく、その薬がもっている鎮静作用がうまく合うこともありますから、特定の人にとってはいいかもしれません。アルコールだってそう。もともとは神経質な性格なのに、酒を飲んだらおおらかになるという人がいますよね。

鳥集　泣いてしまう人や、怒りっぽくなる人もいます。

高木　ものすごく気分が悪くなる人もいる。つまり、その人の脳の構造によって、薬への反応はまったく違うのです。僕らが思う以上に、人の脳というのはものすごく多様なあり方をしているんですね。それなのに、抗うつ薬を含め、抗精神病薬全般の使われ方は、人間の神経機能の多様性をまったく無視している。そんなのアルコールに置き換えて考えれば自明のことなのに、どうしてわからないんだろう。

鳥集　モノアミン仮説っていうんですよね。うつ病は神経伝達物質のセロトニンやノルアドレナリンの低下によって起こるという説。統合失調症だったらドーパミンが過剰に放出されているという説。抗うつ薬や抗精神病薬は、こうした仮説に基づいて作られています。けれども、うつ病も統合失調症も本当はそんなに単純なものではなくて、もっと複雑な生体反応によって起こっているのではないかということですね。

高木　そう。私たちは、精神疾患の表現型だけを見ているんです。そもそも、脳の中で何が起こっているかなんて、そう簡単にわかるわけがありません。

鳥集　同じ薬を飲んでも人によって、違う機序で違うことが起こっている可能性がある、と。

高木　違う機序で、同じ結果が起こっていることもあり得ると思います。

鳥集　だけど、製薬会社が薬について説明する時には、単純化してしまう。

高木　ひとつの経路だけ見せて、「だからよく効くんですよ」とアピールするんです。

病気をつくる、製薬会社のビジネスモデル

鳥集　精神科領域の薬に関して、製薬会社は何をしてきたのでしょうか。

高木　領域の薬は、もともとはほとんどが偶然によって発見されたものなんです。最初

の薬は1950年代から60年代にかけて開発されたのですが、第二次世界大戦中に作られたいろいろな化合物を試す中で、精神に作用を及ぼすものが偶然に見つかった。それに対して医学者や製薬会社は当初、すごく謙虚だったんです。とくに精神科はマーケットではなかったから、その薬をどんどん売っていこうという気もなかった。

鳥集 「マーケットではない」というのは、精神科にかかる患者さんが少なくて、お金にならなかったという意味ですか。

高木 そうです。医療に乗っている患者さんの数はそんなに多くなかった。当時から精神病院の数は多かったけど、薬による医療が中心になるとは誰も考えていなかった。でも、薬が開発されたことで、その頃の言葉でいうと「患者を扱いやすくなった」、僕の言葉でいえば「治療関係が結びやすくなった」。それは薬の功績によるところが非常に大きかったのです。

ところが、1980年代に製薬会社の大変革があった。薬がメガヒット商品になるということがわかってきたんです。それで、製薬会社がどんどん大きくなりました。「この病気のためにこういう薬を作ろう」ではなく、「この化合物は何に使えるだろうか」

という視点で研究を始めるようになり、「この薬はこの病気に使えるぞ」となれば、できるだけ多くの人に使わせるためのマーケティングを行う。それがうまくいけば、莫大な売上高になる。そういう考え方へと変遷していったわけですね。

さらに、1990年代から「脳の世紀」と言われるようになった。もともと、脳の研究が発達したのは、ベトナムの過酷な戦場で心にダメージを受けた帰還兵にPTSD（心的外傷後ストレス障害）が非常に多く見られたからです。軍の統制には人間の精神をどう扱うかという研究が欠かせなかったので、脳の画像診断が俄然進歩しました。この研究には巨額の資金が投入されましたが、ベトナム戦争が終わり冷戦も終結して、研究成果の使い道がなくなった。それに製薬会社が飛びついたというわけです。それ以降、精神科領域の薬についての考え方はガラッと変わってしまうんですね。

鳥集　マーケティングによって薬がメガヒットし、大きな利益を上げるとわかったことで、それまでは病気に効く薬を探そうという姿勢だったのが、マーケティング主導の創薬に変わってきたわけですね。

高木　そのマーケティングを展開するのに一番よい方法だというのが、「病気をつくりだす」ことです。「ディジーズ・モンゲリング（disease mongering＝病気喧伝）」といいます。

精神科領域の薬で一番の大ヒット商品になったのが、アメリカで１９８８年に発売された、イーライリリー社の抗うつ薬プロザック（一般名・フルオキセチン）です。これをイーライリリー社は、欧米で「人を幸せにする薬」として売り出した。また、同社はジプレキサ（同・オランザピン）という薬でも成功を収めました。そのあたりから、「精神科領域の薬はこうやって儲ける」という定式ができていきました。それで、ほかのメガファーマ（巨大製薬企業）も一挙に精神科領域の薬に参入していったんです。

鳥集　日本で成功したのは、プロザックではなく、グラクソ・スミスクライン社のパキシル（一般名・パロキセチン）でしたね。

高木　プロザックで日本に進出しようと考えて、イーライリリーは市場調査もしていたんですが、日本はうつ病が少ないと判断して撤退したんです。この話については、同社の広報担当者から直接聞いたので間違いないはずです。でも、グラクソ・スミスクラインは賢かった。イギリスでパキシルを売る時に「社会恐怖症」というのを打ち出した。

不安障害の中の小さなカテゴリーだった社会恐怖症を取り出してきて、それを広めるのに「人間に対するアレルギー」といった広告を作って、それが大ヒットした。

DSMで安直な診断が横行

鳥集　その経験をもとに、マーケティングをうまくやれば日本でも売れるはずと考えて、「心の風邪」キャンペーンをやったんですね。

高木　そうです。うつ病は風邪と同じで誰でもかかるものだから、精神科や心療内科に受診することも、薬をもらうことも恥ずかしいことではないと広めていった。そういうマーケティングのやり方を、僕は90年代の時点で知っていたんです。イギリスのガーディアン紙（The Guardian）を読んでいたら、こうした製薬会社の手口に対する批判が載っていた。そういうことがあるのかと思っていたら、パキシルが日本に上陸した。

鳥集　精神科領域に限らず、私たちは製薬会社のマーケティングに乗せられて、薬を過剰に使わされている面が大きいと思います。さらに問題なのは、今の医学界がこうした製薬会社のマーケティングに絡めとられ、そのビジネスに加担してしまっていることです。

高木　そう、絡めとられている。とくに精神科の場合は、ＤＳＭ[*7]の登場によって医者の診断学的素養が落ちているから、つけ込まれやすいんです。統合失調症に関しても、これは本当に統合失調症なんだろうかとか、こういう症例には薬はあんまり効かないけど、精神療法は効くんだといった議論が、ほとんどなくなった。「幻覚、妄想があれば統合失調症」、みたいな安直な診断が横行しているんです。ＤＳＭのせいです。

鳥集　フロイドなんかを持ち出すと古いと言われるかもしれませんが、精神分析の黎明期の本を読むと、文学なのか哲学なのかよくわからない議論をしていますよね。

高木　人間精神に対しては、本来それが必要だと僕は思っているんです。ところが80年代になってから、そういう恣意的なことをしていたらダメだと言われるようになった。医者の間で診断が一致していないのに、薬の効果なんか測れないということで、製薬会社がかなり絡んで、ＤＳＭが始まったんです。「こういう項目に当てはまれば、この病気」という約束事ができたから、昔の診断学なんて必要ないと思われているんですね。

鳥集　若い医師で精神科に進む人たちも、どちらかというと脳の機能の研究なんかに興味があるわけですか。

高木　そうです。脳の機能に興味があるというレベルを超えて、精神疾患は脳の機能の問題だと思い込んでいる。脳の大変複雑な現象を薬で簡単に治せると言われたら、若い医者なんかはすごいと思って、鵜呑みにしてしまいますよね。

鳥集　一方、臨床の現場で患者さんを診ていると、薬をたくさん飲んでいるのに、幻覚、妄想で苦しんでいる人たちがたくさんいる。

高木　「薬が効いているに違いない」と思い込んでいるから、自分の使っている薬の効き方なんて、誰も本気で確かめようと思わないんです。

＊7　ＤＳＭ……米国精神医学会によって出版された「精神障害の診断と統計マニュアル（Diagnostic and Statistical Manual of Mental Disorders）」。現在（２０２３年2月）、２０１３年に出版されたＤＳＭ-５が最新版となっている。各精神疾患の定義を統一して、統計を取れるようにするために、いくつかの診断基準を満たすかどうかで、その疾患であるかどうかを判定できるようになっている。

「病を診ずして病人を診よ」が実践されていない

鳥集　今のコロナの状況と通底するものがあると思いながら、お話を聞いていました。いわゆる感染症の専門家と呼ばれる人たちは、コロナという医学的な病ばかりを見ていて、それが人間社会の中でどういう意味をもっているのかということについては、ほとんど何も考えていないですよね。

文学、哲学、社会学、法律学、経済学など、別の角度から見た時、コロナという現象がどのように見えるのかという視点が、決定的に欠けていると感じるんです。そのために、コロナ対策の中で自由や人権、人間の尊厳といったことが、根こそぎないがしろにされてきた。高木さんはどう思われますか。

高木　本当は複雑な要因があるはずの感染症の問題ですが、これを医学が扱った途端、すべてを医学に預けてしまうことになった。そして、医者たちはそれに乗っかって、あたかも自分たちが切り取っている範囲がすべてであるかのように振る舞った。こうした医者たちは、どんなに臨床を真面目にやっていたとしても、おそらく普段から、ひとりの人間の一部分だけを切り取って医療行為をしているのだと思います。

鳥集　高木兼寛（たかきかねひろ）が創設した慈恵医大の校訓に「病を診ずして病人を診よ」というのがあります。医師であればごく当たり前の態度だと思っていたのですが、コロナ騒ぎでは「病」だけにとらわれている医師があまりにも多いことに愕然としました。

高木　医者になる人の多くが、小さい頃から人の機能と能力しか見ていないのではないでしょうか。病人を診よと言われているのに、その人の神経や心臓、肝臓だけを診ている。彼らにとっては人とは、神経であり、心臓であり、肝臓なんです。検査の数値を通して、人を診ることができると勘違いしているんだと思います。

鳥集　そうした医者にならないように、近年の医学教育では患者さんとのコミュニケーションを学ぶ講座もありますね。

高木　でも、人間やコミュニケーションというものを、プログラムとか教科として学習することと自体に無理があると思うんです。医学生たちは勉強はできるから、教えられたことはちゃんとやりますよ。でもそれ以外の文脈では、何もできない。

鳥集　カリキュラムの中で人間を学ぶのではなく、生活の場で学ばなくてはいけない、と。

高木　つまり、そこは医学部以前の問題だと思うんです。それに文科系の人たちにも問題があった。あらゆる要素や可能性を排して、「医学的にはこれが正しい」と、自分たちの考えを押しつける専門家がいっぱい出てきたじゃないですか。そうした言説に対して、文科系の人たちが反発しなかった。

鳥集　すごく恐ろしいことですよね。

高木　文科系の学者たちだって、未知のウイルスが出てきた時には、どうやって人権を制限することなく問題を解決できるのか、考え議論するべきなんです。コロナが社会的な脅威ではないとわかった時点で、堂々と主張すればよかった。それなのに、文科系の学者たちの多くが、押し黙ったままだった。医学の専門家に対して、自分の人文的な意見を対峙させる力を、誰ももっていなかったのです。

鳥集　ジャーナリズムの領域でも、医学の専門家にモノ申せる人は、ほとんどいません。僕はずっと医療の記事を書いてきたからわかるのですが、医療ジャーナリストと呼ばれる人たちは、記事に有名大学の医学部教授のコメントを入れておけば安心なんです。記事に関して、万が一読者からクレームが来たとしても、「これは東大の先生が言っていることだから」「阪大の先生に教えてもらったから」と言い返せる。自分で調べて、自分の意見をもって、医師や医学界に「ここがおかしいんじゃないか」って、堂々と言う勇気がないんです。

　本来、ジャーナリズムというのは、権力や権威が暴走しないように監視して、批判することが役割のはずじゃないですか。

高木　「どうした、ジャーナリズムの精神は」って言いたくもなりますよね。

「エビデンス至上主義」という病

高木　メディアの人たちが、なぜ今回、何も言えなかったのか。それは、医学的なエビデンスに対して、抵抗する手段をもつことができなかったからだと思うんです。エビデンスの前にひれ伏してしまったがために、「エビデンス棒」で叩けばそれがまかり通るという社会を、あらゆる局面で作り上げてしまった。

　僕自身も、統計学にはくわしくなくてエビデンスで戦う自信がないから、しばらくはツイッターでも黙っていたんだけど、やっぱり2022年あたりから「エビデンス自体がおかしいんじゃないか」と確信するようになって、コロナについても発信できるようになりました。

鳥集　エビデンスと呼ばれるものを、医学界なり製薬会社なりが利用して、自分たちの都合のいいように使っていますよね。それに抵抗できるのがＥＢＭ（科学的根拠に基づく医療）の専門家だと思っていたのに、そうした人たちがマスクやワクチンのエビデンスのおかしさを指摘せず、積極的に批判しなかったことに落胆しています。

高木　結局、エビデンスを突き詰めていくと、エビデンスでは語り得ないものが見えてくるはずなんです。今回のコロナワクチンの問題にしても、エビデンスで語り得ないがために、見えないところで犠牲になっている人たちがいる。統計学的な有意差（意味のある差）がなければ、効果も害もないことになってしまいますが、数学では語り得ないところにこそ、真実があるのかもしれない。そうしたところに想像力の及ばない人があまりにも多い。

それなのに、エビデンスが絶対的なものとして使われる。そういう雰囲気がいつどこでどのようにしてできあがったのか。それこそ社会学の課題だと思います。僕がずっと言い続けていることなのですが、日本には医学はあっても医療がないんです。日本の医療の歴史の中で言うと、明治の黎明期にドイツ医学を輸入して、大学こそが医学を守る場所だという観念ができあがった。それについていけなかった人たちが開業医なんだという権威主義が根っこにあるんです。

鳥集　医学部の権威主義がまだ残っているのですね。

高木　そうなんです。大学に残っている医者は医学がわかるけれど、町医者は医学がわからないと見下されている。医局でのイス取りゲームに負けて、「負け犬」として外に出ていったのが町医者だという、医学部の旧弊な構造が残っているんです。だからお互いに先生、先生と呼び合って、プライドを保っているんだと思いますよ。

医学界に、現場の医者を下に見る風潮があるからこそ、エビデンスが余計に神聖化されてしまうのでしょう。

コロナで露呈した「医者の建前」

鳥集　そういう神聖化されたもの、権威主義的なものをなくそうとして、さまざまな取り組みが行われてきたはずですよね。在宅医療にしても、病院の外来だけで診ていたら患者さんの本当の姿がわからないから、医療者のほうから生活の場に入っていこうというのを多くの医療者が実践し、ひとつの潮流が生まれてきたと思っていたのです。

病だけを診るのではなく人間全体を診ないと、偏った医療になるという反省がずっとありました。薬に関しても思ったほど効果がないし、ポリファーマシーは有害だからやめようという流れになってきていた。また、薬の臨床試験も安全性と有効性を科学的に評価するために、データに誤魔化しがないように厳しく監視しましょうという流れにもなっていた。ところが、このコロナ騒ぎによって、すべてが揺り戻されてしまった。

高木 揺り戻されただけじゃなく、薄々感じてはいましたけど、ほとんどが建前上の動きに過ぎなかったことがはっきりしました。

鳥集 患者の権利に関しても言及すると、がんの専門医が口々に、「インフォームド・コンセントは時代遅れ。今はシェアード・ディシジョン・メイキング（患者と家族、医療者が話し合って、その人の人生を支える治療方針を話し合い、意思決定を共有すること）の時代だ」と言うのを聞いていたんです。その前提で考えると、今、コロナワクチンでやっていることって、おかしいですよね。看護学生や医学生の多くが、本人は打ちたくなくても、「打たないと臨床実習させない」と脅された。ワクチンを打っても感染すれば人にうつすことが、すでにわかっていたにもかかわらず、です。それこそ、自己決定権の無視であって、「シェアード・ディシジョン・メイキング」とやらを提唱していた医者こそが、声を上げなければおかしいと僕は思う。

高木 やっぱり、自分の世界の見方を一貫させようという思考がないのでしょう。社会自体が、新自由主義的な効率主義に染まりきってしまった。現実には、仕事の効率なんてちっとも上がっていないのに、そういう掛け声の下に社会が回っているから、自分の意思など関係なしに「やれ」と言われたことに従うしかない。そういった具合に諦めてしまった人が、医療界の中でも増えたのかもしれません。

「個性」を病気化し、医療依存させている

鳥集 コロナ騒ぎで理不尽なことばかりが目について嫌になるのですが、わずかに希望がもてるとしたら、過度な医療依存がよくないことに、多くの人が気づいたと感じるの

です。そこで最後に高木さんから、過度な医療依存に警鐘を鳴らしていただければと思います。

高木　精神医療を前提に話すと、過度な医療依存というのは、メンタルにおける「個性」が受容されない社会の中で生まれてきたものだと思うんです。人間のメンタルというのは、そもそも多種多様なものであって、我々はその中で生きているはずですよね。それなのに、「多様性を認める」というのは建前だけで、実際にはそれを排除したがっている。

その典型が「発達障害」の概念です。人間には多様性があるんだから、個人によって発達にデコボコがあるのはごく当たり前のことです。それなのに、正規分布の右端や左端にいる5％の人たちは発達障害と見なされて、社会の効率化を阻んでいるという理由で排除されてしまう。学校で言えば、そういう生徒がいると学級運営に支障が出るから、それとは別に発達障害の子どものためのクラスを作って、隔離しようとする。

つまり、切り離すために好都合な概念として生まれたのが、発達障害やＡＤＨＤ（注意欠陥多動性障害）なんです。しかし、切り離したところで、残った社会の両端5％に入る人がまた生まれてくるから、その人たちも切り離される。そのたびに、どんどん薬が使われて、切れ端に追いやられる人たちが、ますます生きづらくなっていく。

鳥集　医療に依存することで生きづらさが改善すればいいのですが、実際には、ただ医療や薬に依存する人たちを増やしているわけですね。

高木　そうだと思います。本来、個性であるはずのものを、無理やり病気化して医療に依存させることで、その人の生きる意味を失わせている。だからこそ、自分たちに本当に必要なことは何なのか、真面目に考えてみてほしいんです。それは、必ずしも医療ではないということですね。

たかぎ・しゅんすけ●精神科医。1957年、広島県生まれ。83年、京都大学医学部卒業。大阪府内の私立精神病院と京都大学医学部附属病院精神科にそれぞれ10年間勤務。日本精神神経学会で、精神分裂病の病名変更事業にかかわり「統合失調症」の名称を発案。2004年にたかぎクリニック開設。ACT－Kを立ち上げ、チームによる精神障害者の在宅ケアに日々奔走している。著書に『危機の時代の精神医療』、共訳書に『精神科の薬について知っておいてほしいこと』（ともに日本評論社）などがある。

鳥集 徹（とりだまり・とおる）
1966年、兵庫県生まれ。同志社大学文学部社会学科新聞学専攻卒。同大学院文学研究科修士課程修了。会社員・出版社勤務等を経て、2004年から医療問題を中心にジャーナリストとして活動。タミフル寄附金問題やインプラント使い回し疑惑等でスクープを発表。『週刊文春』『女性セブン』等に記事を寄稿してきた。15年に著書『新薬の罠 子宮頸がん、認知症…10兆円の闇』（文藝春秋）で、第4回日本医学ジャーナリスト協会賞大賞を受賞。他の著書に『医学部』（文春新書）、『東大医学部』（和田秀樹氏と共著、ブックマン社）、『新型コロナワクチン 誰も言えなかった「真実」』（宝島社新書）、『コロナワクチン 失敗の本質』（宮沢孝幸氏と共著、宝島社新書）、『薬害「コロナワクチン後遺症」』（ブックマン社）などがある。

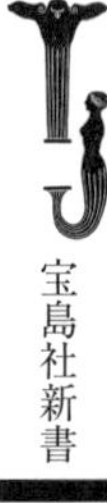

宝島社新書

医者が飲まない薬
誰も言えなかった「真実」
（いしゃがのまないくすり
だれもいえなかった「しんじつ」）

2023年3月24日　第1刷発行

編著者　鳥集 徹
発行人　蓮見清一
発行所　株式会社　宝島社
〒102-8388 東京都千代田区一番町25番地
電話：営業　03(3234)4621
編集　03(3239)0646
https://tkj.jp
印刷・製本：中央精版印刷株式会社

ISBN 978-4-299-04085-5